高等院校医药教育教学模式的探讨

宋丽娟 王 宇 主 编

 中国华侨出版社

·北京·

图书在版编目（CIP）数据

高等院校医药教育教学模式的探讨 / 宋丽娟，王宇
主编. -- 北京 ：中国华侨出版社，2021.9
　ISBN 978-7-5113-8511-6

　Ⅰ．①高… Ⅱ．①宋… ②王… Ⅲ．①医学院校—医
学教育—教学研究 Ⅳ．①R-4

　中国版本图书馆CIP数据核字(2021)第009242号

高等院校医药教育教学模式的探讨

主　　编 / 宋丽娟　王　宇

责任编辑 / 姜薇薇

特约编辑 / 杨　静

封面设计 / 北京万瑞铭图文化传媒有限公司

经　　销 / 新华书店

开　　本 / 787毫米×1092毫米　1/16　印张 / 12　字数 / 190千字

印　　刷 / 北京天正元印务有限公司

版　　次 / 2021 年 9 月第 1 版　　2021 年 9 月第 1 次印刷

书　　号 / ISBN 978-7-5113-8511-6

定　　价 / 59.80元

中国华侨出版社　　北京市朝阳区西坝河东里 77 号楼底商 5 号　　邮编：100028

发行部：（010）69363410　　传　真：（010）69363410

网　址：www.oveaschin.com　　E-mail：oveaschin@sina.com

前　言

党的十八大以来，以习近平同志为核心的党中央高度重视高等教育，立德树人成为时代的主旋律，高等教育内部出现了一系列新的热点、焦点和关注点，已然成为党和政府、社会各界和高等教育内部亟待解决的问题，对这些问题的解读、理解并努力付诸实施迫在眉睫。

全国高等学校思想政治教育大会召开之际，党中央下发了关于加强思想政治教育的文件，在关注立德树人方面，思政课程、课程思政成为全国高等教育界的共识，可以说思政课程改革成效显著，课程思政精彩纷呈，已经成为当下重要的话题。当今世界正处于百年未见之大变局，国际竞争日益成为科技实力、科技创新的竞争。随着科技的快速发展，信息社会的到来，网络课程、翻转课堂、慕课等应运而生并不断发展，日益成为高等教育新的教学手段，教学模式也随之发生了重大的改变，特别是 2020 年席卷全球的新冠肺炎，极大地改变了人们的工作方式和生活方式，引发了新一轮高等教育教学模式的改变，线上课程、线上线下融合课程等成为教师的重要教学方式和学生的重要学习方式。另外，关怀学生的人文素质的养成和研究生科研能力的提升，是一个常说常新的话题，不但是高等教育改革的应有之义，而且也是需要持续深入推进的工作任务。

由于高等医药院校作为培养医药专业人才的特殊院校，肩负着特殊的人才培养使命。高等医药院校教育教学不仅需要重视课堂内的教学传授模式，更要重视课堂外的教育培养模式。基于上述问题，我们几位年轻教师在学习相关知识、消化吸收，并付诸教学实践的基础上，进行了一些思考，并萌生了编写一本专著的想法。在总结山西中医药大学、河北大学多位教师丰富的教育教学经验、听取各方意见和建议的基础上，在充分讨论、互相学习、互相借鉴的基础上，结合专业特点，我们进行了分工，对前期文献复习的内容进行了系统的梳理，对前期实践取得的成果进行了初步的总结，特别是提出了下一步工作的思路，撰写了《高等院校医药教学模式的探讨》一书。本书从课内教学模式开始，较为详尽地介绍了课程思政、翻转课堂、慕课的基本知识及在相关课程中的具体应用；到课外教育模式，具体涉及医学生的人文素养及科研能力的培养，包括医患沟通能力及科研能力培养的具体实现路径等。可以说该书涉及教学各环节，贯穿课堂内外，融教学临床科研为一体，以期对中医药高等院校相关工作的开展、高等医药院校教育教学工作的开展，特别是为青年教师教学科研能力的提升和研究生教育高质量的发展，提供参考。

衷心感谢山西中医药大学对该书编写工作的支持！衷心感谢山西省教育厅、省卫健委等给予研究项目的支持！衷心感谢多位专家、教授在该书稿撰写过程中提出的宝贵意见！

由于编写时间有限，更主要的是由于我们理解得还不够到位，思考得也不够深入，实践也处于初级阶段，错误和谬误之处一定不少，恳请专家、老师和研究生等相关读者提供批评意见。

目　录

上 篇
课堂内教学模式改革研究

第一章 课程思政

习近平总书记2018年在全国高校思想政治工作会议上明确要求："要用好课堂教学这个主渠道，坚持把思想政治工作贯穿到教育教学全过程，其他各类课程都要守好一段渠、种好责任田，使各类课程与思想政治理论课同向同行，形成协同效应。"课程思政是指"将高校思想政治教育融入课程教学和改革的各环节、各方面，实现立德树人润物无声"，即寻求各科教学中专业知识与思想政治教育内容之间的关联性，并在课程开展的过程中，将思想政治教育的相关内容融入专业课教学当中，不放过每个角落、每次机会，时时处处体现"立德树人"的目的。

第一节 课程思政概述

一、思想政治教育的社会需求

思想政治教育是社会群体或组织对身处其中的成员做出的思想以及行为方面的规范，对其思想和行为活动加以影响从而符合社会的基本道德规范，是培养学生具有中华民族的优良传统和优秀的人文素养的重要途径。

大学生作为国家未来发展的新生力量，对其进行思想政治教育显得尤为重要。习近平总书记在全国高校思想政治工作会议上强调：要坚持立德树人这一中心环节，思想政治工作要贯穿于教育教学的全过程，达到全程、全方位育人。要以德立身、以德立学、以德施教[1]。

医学生是医学事业的未来，加强对医学生的思想政治教育，培养德才兼备的医药人才，让他们具备高尚的情操、良好的医德、全心全意为患者服务的思想，将会从源头上促进医疗卫生系统的行业作风建设，也是国家医药卫生事业与人民健康事业发展对高等医学院校的必然要求。

二、思想政治教育的模式探索

2018年教育部发布的《关于加快建设高水平本科教育全面提高人才培养能力的意见》（简称"高教40条"）强调"全面加强课程和专业思政建设，强化每位教师立德树人意识，把思想政治教育有机融入每门课程，建设一批思政教育效果显著的精品专业课程，打造一批课程思政示范课堂，选树一批课程思政优秀教师，推动形成专业课教学与思政课教学紧密结合、同向同行的育人格局。"

作为培养担当民族复兴大任、推进健康中国建设的时代新人的医学院校教育工作者，要遵循思想政治教育规律、医学教育规律，立足医学生的思想特点、发展需求，探索建立内容完善、功能齐全、运行科学、成效显著的医学生思想政治教育的新模式。

思政课程[2]，是指高等院校思想政治理论课，它基本形成了一个相对稳定的课程体系，包括《马克思主义基本原理》《毛泽东思想、邓小平理论和"三个代表"重要思想概论》《思想道德修养与法律基础》《形势与政策》等课程，思政课程作为公共课程中的一小部分，课时相对较少，且集中在某些学期讲授，对全校学生全面进行素质教育的辐射力、覆盖力还有所欠缺；同时，其教师队伍主要是思政课专职教师，教师队伍成员组成固定单一，且他们对医学专业不熟悉，授课难以引起医学生的共鸣和共情，某种程度上减弱了思政教育的作用。

课程思政，是指学校所有教学科目和教育活动，以课程为施教载体，以立德树人为根本任务，充分挖掘蕴含在专业课程中的德育元素，实现公共基础课、通识课、专业教育课与思想政治教育的有机结合，将德育渗透、贯穿教育和教学的整个过程，助力学生的全面发展。

思政课程与课程思政，两者在培养目标上完全一致，其培养目标就是为党和国家培养出——必须拥护党的领导，必须具有高度政治认同感，必须坚持"四个自信"，必须坚持社会主义核心价值观———又红又专的合格的社会主义建设者与接班人[3]。

作为传统的中医药院校,如何运用马克思主义的立场、观点和方法,探索实践中医药课程与思政课程同向同行,形成协同育人效应。如何结合自身学科特点践行立德树人根本任务,创造性地让中医药人才培养取得新发展,需要进行积极的思考与探索。

作为传统的中医药院校,中医药学专业课程教学包括教育理念、教学内容、教学方式等多个层次,其内容涵盖中国传统的社会科学、人文科学、医学科学知识等内容,以学科专业课程教学为载体进行的思想政治教育即向学生潜移默化地点滴渗透,传达中国传统文化的精髓,促使学生能主动研究中医药学的精神内核与知识内涵,接受先贤精神的熏陶与洗礼。通过与实际教学内容的自然交织激发学生内心的体验,引导学生实现道德情操的升华和人文知识的内化。通过教与学的交融,使教育教学过程成为学生的一种高尚的道德生活过程,使专业技能增长的过程同时成为学生人格的健全发展的过程,医学生应逐步形成无私奉献的精神,兼具仁德之心、精湛之术,以做一名德才兼备的"大医"为自身奋斗的目标。

[本部分为山西中医药大学中医妇科优势病种证治研究创新团队（编号：2018TD-017）、山西中医药大学教学改革创新项目课程思政融入《中西医结合妇产科学》的探索与实践（课题号：2019011）的阶段性研究成果]

（曹 娟）

参考文献

[1] 姚岱红. 高校思想政治工作聚焦主体的变化解析——学习习近平总书记在全国高校思想政治工作会议上的讲话 [J]. 四川职业技术学院学报，2018，28（2）：10-15.

[2] 中共中央宣传部. 教育部关于进一步加强和改进高等学校思想政治理论课的意见（教社政〔2005〕5号）[EB/OL]. 中华人民共和国教育部，2015-02-07.

[3] 李欢欢，韦湘燕，范小红．"思政课程"向"课程思政"的发展逻辑及路径探索 [J]．黑龙江教育学院学报，2019，38（4）：34-36.

第二节　课程思政融入《中西医结合妇产科学》中的应用

一、夯实思政教育的基础——提高教师修养

百年大计，教育为本；教育大计，教师为本；教师大计，师德为本"师者传道授业解惑也"，教师作为传道者，首先自己要明道、信道，要加强学习，认识自我[1]。

1. 提高教师的专业素养

身为教师，要真诚地热爱教育事业，正视自身的价值，担负起教书育人的职责，全心全意地投入到教育教学工作中，不断提高完善专业知识、更新知识体系，作为临床课程教学工作者，既要掌握本学科的知识，还要有其他相关专业知识的积累，在工作过程中不断发现、总结、思考、创新，不断激发学生对中医的探究热情、满足各阶段学生多方面的医学知识需求，让学生体会到成长中的激励和扶持。同时，将生活实际与中医有机结合，让学生感受到中医的博大精深及临床疗效的持久生命力，才能更好地巩固学生的专业思想，提高学生的专业认知。

同时，教师对知识孜孜以求、严谨的治学态度也会在潜移默化中影响着学生，一个精神抖擞朝气蓬勃的教师形象带给学生的一定是对生活的热爱、对理想的努力追求；反之，牢骚满腹、无精打采一定会给学生留下对生活的无奈甚至怨恨的阴影。同时，教师的仪表、教师的语言、教师的板书设计等都在无形中带给学生美的感染，从而陶冶学生的情操。

2. 提高教师的人文素养

教师作为传道者，其道德理念、行为准则、价值取向等会给学生带来直接的影响，这就要求教师不仅要有丰富的专业知识，还要具备较高的人文素养。

中医专业课程以深厚的中国传统文化哲学思想为背景，人文经典、医德文献源远流长，蕴含着丰富的人文精神、医学精神，包括医家的道德观念、品质修养、职业操守、伦理规范等内容，其具有启迪智慧、砥砺品格、文化传承与文化互鉴的作用，激励医学教育工作者重视医学道德的培养，同时为医学生的思想品德、职业道德教育提供丰富的案例资源与文献资源。

除了医德文献，我国还出现了许多医德物化形象。"悬壶济世""橘井泉香""妙手回春""杏林春暖"等医药典故，融汇了诸多医林轶事、名家德艺，彰显了古代医者优秀的医风医德，成为中医界"大医"的代表，千古流传。

这就要求专业课教师不断提高自身人文素养，深入挖掘中国优秀的传统文化，并将其融入专业课程教育中，进行医德医风教育，以德增才，促进学生德才同进同行，为中医药专业的终生成长奠定坚实的基石。

中医药院校应以"职业道德培养为基础、以教学基本功培养为重点"，重视师德教育、教学基本功以及医学人文知识的培养，从而使专业课教师具有较高教育教学能力和良好的爱岗敬业精神，这种精神亦对学生的培养起到至关重要的作用。

二、探索思政教育的路径——调整教学方法

习近平总书记在全国高校思想政治工作会议上指出，所有课堂都有育人功能[2]。在专业课程讲授过程中为了提升思政教育的亲和力与针对性，我们努力调整教学形式，将优秀传统文化知识融入教材与课堂，从希波克拉底誓言到孙思邈的《大医精诚》，在讲授过程中渗透中医医德至善之精神，在陈述临床经验时贯穿哲学之辩证观点，以提高医学生的人文精神和医学精神[3]。

1. 将多种教学模式有机融入专业课程中

通过引入翻转课堂、三明治教学法等，同时灵活、协调、有机地结合多种教学方法，促使学生成为学习过程的主体，在教师的引导下充分发挥其主动学习与思考的能力，充分释放其创造力与想象力，积极自主地完成知识内化过程，充分体会和感悟中医的辨证论治思想。例如，实训课、实习课由教师主讲的传统模式改变为以学生主讲，教师与学生、学生与学生互动加强的

"反转实习课"学习模式等。多种教学方法的综合应用，大大提高了学生的学习效率，为汲取更多专业知识、更好地服务社会奠定了坚实的基础。

2. 开展与课程内容紧密结合的实践活动

通过开展与课程内容紧密结合的课间见习、集中见习、实训教学，以及课外卫生服务、文化服务等形式多样的实践活动，增加学生接触社会、了解社会的机会，有效激发其服务社会、无私奉献的内在动力，提升学生岗位胜任力。

通过多种多样的课外实践，如在老年公寓、住宅小区举办义诊，参与急救中心担架志愿者、防治艾滋病"红丝带"等活动，通过多种形式的、与临床课内容密切相关的实践活动，学生会更深刻理解"健康中国"战略不仅包括生命全要素的健康、生命全周期的健康，还涵盖生活全方位的健康和生态全环境的健康。"促使公共服务均等化"，"以人为本，全面、协调发展"的核心理念，对医学人文精神的培育产生了深邃的影响。同时，在实践过程中、服务群众过程中使学生了解国情、省情，对自我的社会责任意识有了更清晰的认识，使广大青年学生将个人的价值观与社会主义核心价值观结合起来，为实现中华民族伟大复兴的"中国梦"提供具有强大凝聚力的核心价值观。

孙思邈《大医精诚》有云："若有疾厄来求救者，不得问其贵贱贫富，长幼妍媸，怨亲善友，华夷愚智，普同一等，皆如至亲之想，亦不得瞻前顾后，自虑吉凶，护惜身命。"通过多种形式的、与课堂内容密切相关的实践活动，既巩固了学生的医学专业知识，同时也对其医学人文精神、社会责任感的培育产生了深远的影响。

三、融入思政教育的内容

学校是培育人才的场所，教师是培育人才的主导力量，教材是传输知识的重要载体，教师应充分利用学科教学的过程，将思想政治教育渗透到教学的每一个过程、每一个环节中，为给医学事业培养出德才兼备的专业人才而努力。同时，深入挖掘教材中所涉及的医家事迹、医疗作风、医德言论等与医德相关的内容，促进医学生学会挖掘真实、科学、合理的知识，学会用辩证、发展的眼光看待健康与疾病。

1. 将中医药文化内容有机融入专业课程中

在《中西医结合妇产科学》的概述、中医妇科辨证论治、治则治法以及月经病等各论不同授课内容阶段，将中医药文化内容有机融入。

中医药文化作为中国优秀文化资源的重要组成部分，是"祖先留给我们的宝贵财富"，是唯一历史悠久、底蕴深厚、特色鲜明、优势凸显、完整保存、代有传承、不断发展的医药学。当今时代，中医药文化在健康中国建设、"一带一路"、文化强国等国家战略实施过程中肩负着重要的使命。通过中医药文化自信融入临床课教学，培养具有中医药文化的核心价值观，并精通医学知识和现代科学技术中医药人才，是新时代的中医药学教育的职责[4]。

2. 充分利用教材的思想政治教育资源

在课堂教学中，教师充分挖掘教材中的思想政治教育资源，让学生在学习知识的同时能够有不经意的重要发现。如教学实践中，通过分析讨论视频影像中的病例资料，发现在某些治疗环节中存在失治、误治、过度治疗等情况，给病患带来了沉重的经济负担甚至威胁到生命安全，某些医生的误诊以及为获取巨额收益而过度治疗的情况甚至引起了学生的愤怒。同时，将一些社会现象引入课堂，如教师在强调学好急救知识重要性的同时，结合偶遇病情突发老人，路人不敢施救这一社会现象进行讨论，翔实描述病情的过程及对社会现象的分析充分触动了学生，使他们真正意识到自己从事职业的崇高性、重要性。讨论病例的诊治处理中学生体会到了作为医者在治病救人的过程中所体现的价值，也认识到作为医学生的社会责任感和使命感。这样的学习过程是快乐的，获得的感悟也是深刻的。

总之，教与学的过程中，教师起到非常重要的作用，医学专业课教师要具备高尚的医德、人道主义精神、利他主义精神、良好的沟通技能与职业精神、端正的医学态度，以及渊博的专业知识等，为学生成为兼具医学科学精神与人文精神，具有良好实践能力的医学应用型人才奠定坚实的基础。

附 1-1　教学设计

授课章节	第十三章　女性生殖系统肿瘤　第三节　子宫肌瘤		
授课专业	中西医临床医学专业		
授课学时	2 学时	授课年级	三年级
授课教师		教师职称	

教学内容分析（依据教学大纲）

一、教学目标：知识、技能（能力）、学习态度与价值观

1. 知识目标

本课程内容分为掌握、熟悉和了解三个层次。

【掌握】子宫肌瘤的临床表现

【熟悉】子宫肌瘤的诊断及鉴别诊断

【了解】子宫肌瘤的病理

2. 技能目标

能够根据所获得的临床资料对子宫肌瘤进行初步的诊断、鉴别诊断；能够运用中西医临床思维方法对本病进行治疗。

3. 学习态度和价值观目标：

1. 培养学生实事求是的科学态度；

2. 激发学生对于妇产科学的学习兴趣；

3. 引导学生尊重生命、关爱女性、关心患者，培育良好的医德素质。

二、教学的重点和难点

教学重点：子宫肌瘤的临床表现、诊断。

教学难点：子宫肌瘤的病理、鉴别诊断。

学情分析及教学预测

学情分析：

1. 层次：大学三年级。

2. 专业：中西医临床医学专业。

3. 学习习惯：除传统的书本学习／课堂学习外，还比较善于利用其他学习途径，例如得用 CNKI、超星等数据库，图书馆等平台开展自主学习。

4. 心理特征：好奇心强，求知欲旺盛，对于临床课有较高的关注度与兴趣。渴望被肯定、被鼓励，模仿能力较强，对知识的整合运用能力较弱，遇到学习困境时容易对自我能力和教师授课能力产生怀疑。

5. 知识结构：具备了一定的中、西医基础知识，初步实践了从基础课到临床课的转变过程，对临床课有浓厚的兴趣，在教师的有效引导下可以基本完成较为简单的临床实践过程。在教学过程与课后作业的环节中，可适当增加学生自主学习的，既调动了学习积极性，也训练了学生中医思维。

教学预测：

1. 学生中医基础不扎实，需要适当补讲。

2. 前面生理内容有遗忘，需要及时复习。

教学策略与方法选择
本课程为临床课，结合教学目标和内容，通过理论讲授教学、多媒体教学、案例教学、实践教学、指导性自学等方式方法开展教学活动。其中多媒体教学和案例教学为主要的方法。针对教学特点和培养要求，研究教学要点和教学特色，力求结构严谨、逻辑清晰、内容丰富，适当应用动画、视频、音频等素材，提高课件质量和效果，充分调动学生的学习热情，开阔其视野，提高教学质量。

课堂思政
注重医学人文精神的培育： 　　1.医生只有真正了解患者的诉求与病痛，才能从患者的角度去分析问题、思考问题、解决问题。 　　2.在现阶段逐渐形成无私奉献的精神，专业技能和情感交流并重，以做一名德才兼备的"大医"为终生奋斗的目标。

学习资源
教材及参考文献： 1.《中西医结合妇产科学》，杜慧兰主编，中国中医药出版社。 2.《妇产科学》（第六版）.乐杰主编，人民卫生出版社。 3.《中医妇科学》.欧阳惠卿主编，人民卫生出版社。 4.《实用妇产科手册》.尤昭玲主编，湖南科学技术出版社。 5.《妇产科典型病例分析》.黄醒华主编，科学技术文献出版社。 6.《傅青主女科新编》肖金顺编著，学苑出版社。 7.《历代名方精编》连建伟编著，浙江科学技术出版社。 8.《中医妇科学》刘敏如主编，人民卫生出版社。

附 1-2　教学流程图

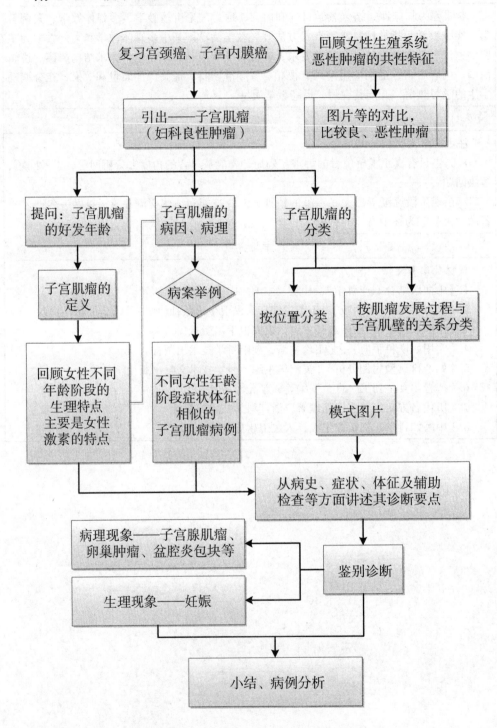

附 1-3 教学实施计划

主要教学内容	教学策略
1.复习宫颈癌、子宫内膜癌，回顾女性生殖系统恶性肿瘤的共性特征，引出本节课内容：女性生殖系统良性肿瘤——子宫肌瘤。	3分钟 对比法（良、恶性肿瘤对比，有助于加深学生印象，引起学习本课内容的兴趣）
2.宫肌瘤的定义及概述 （1）子宫肌瘤由平滑肌增生引起； （2）子宫肌瘤的好发年龄——育龄期。	10分钟 问题引导法（从"子宫肌瘤好发年龄"引导学生回顾女性不同年龄阶段的生理特点，激发学生主动思考：子宫肌瘤的发病与女性激素水平之间的关系。引出病因病理的内容）
3.子宫肌瘤的病因病理 结合肌瘤的好发年龄，帮助学生理解肌瘤与雌、孕激素之间的关系。引导学生理解不同年龄女性患者可因激素水平的不同适宜于不同的治疗方案。	10分钟 病案举例法（举出处于不同女性年龄阶段但症状体征相似的子宫肌瘤病例，向学生展示临床实践中给出的不同治疗方案，并且有助于加深学生对病因的理解，增强临床课的学习兴趣。）
4.子宫肌瘤的分类 （1）按位置分； （2）按肌瘤发展过程中与子宫肌壁的关系分。 	15分钟 演示法（通过模式图和实物图的演示，让学生直观地认识肌瘤的类型） 知识网络联系法（通过预设问题：不同类型的肌瘤是否会导致不同的症状体征，以及辅助检查结果，引发学生继续探究的兴趣）

主要教学内容	教学策略
5. 子宫肌瘤的临床表现 　讲述症状、体征的过程结合病因、肌瘤的种类进行讲述。 	17 分钟 问题引导法与演示法结合
6. 诊断与鉴别诊断 　从病史、症状、体征及辅助检查等方面讲述其诊断要点； 　鉴别诊断要强调既与病理现象（子宫腺肌瘤、卵巢肿瘤、盆腔炎包块等）进行鉴别，也与生理现象（妊娠）进行鉴别。	12 分钟 强调技能目标的培养 （结合误诊、漏诊的医疗现象，将思政教育内容融入课堂）
7. 子宫肌瘤的治疗 （1）治疗原则； （2）辨病要点。	15 分钟　培养学生养成良好的临床诊疗思路。 （通过实际案例、过度医疗的不良社会现象等，引发思考，融入思政元素）
8、小结、病例分析与复习	8 分钟　巩固课堂学习内容
课后作业： 　1. 根据肌瘤发展过程中与子宫肌壁间的关系将肌瘤分类，分别说出各类肌瘤临床表现的特点。 　2. 分析子宫肌瘤与子宫腺肌瘤的异同点。	
课外自主学习设计： 　提供课外学习资源：丁香园网站及妇产科相关的微信公众号，便于学生课后自主学习，侧面培养学生的学习兴趣。 　利用课间见习，借助附院妇产科病例资源，强化对子宫肌瘤的认识。	

附 1-4　教学反思

临床课教学的难点在于授课教师是否能将理论与实践相结合，深入浅出，形象生动地开展课堂教学，语言精练，举例适当，逻辑思路清晰，重点、难点明确，教师善于结合典型病例启发学生临床思维，既达到的技能目标的学习要求，又加深了对理论知识的理解。

通过查看学生上课状态、课后作业来评价教学效果：学生到课率高，遵守课堂纪律，课堂上保持注意力集中，没有睡觉与玩手机现象，说明学生对本课程有积极的学习态度，并且认可教师所采用的教学方式、所传达的教学内容。如学生能够较完整、准确地回答课堂提问，完成课后思考题目，甚至能在课堂或课后向教师提出问题，说明学生对课程内容掌握较好，达到了教学的目标。

子宫肌瘤是女性最常见的生殖系统良性肿瘤，是妇科临床常见病、多发病，在妇科门诊患者中占有较大的比例，是女性生殖系统肿瘤的重点学习内容之一。授课主要采用 PPT 多媒体演示与传统讲授方法相结合。通过 PPT 多媒体演示学生能直观地看到肌瘤的模式图和手术中的真实图片，对于理解肌瘤的分类、特点、临床表现等内容有较好的效果。

授课中发现本课的教学难点在于帮助学生理解不同年龄的患者即使临床症状、体征相似，临床医师可能会给予不同的治疗原则与方法。因此，在讲述肌瘤的常见发病因素时就应给学生们强调由于肌瘤与女性激素水平密切相关，在育龄期发病率高，绝经后可能萎缩、消失，因此不同年龄的患者治疗原则可能不同。（结合女性激素变化及各年龄阶段特点，融入医学人文精神的教育，关爱女性身心健康。）

教学中可能存在的问题：

1. 学生习惯于书本知识的讲授顺序，对于临床思维较为生疏。

2. 学生整合知识的能力欠缺，运用中西医思维研究疾病的训练较少。

解决问题的方法：

1. 授课过程中，通过举例、提问、病例分析、讨论等方法，反复训练学生临床思维，将其带入临床实践情境中，由教师／学生模拟患者，围绕主诉进行问诊，由学生提出实验室检查等建议，进行初步诊断与鉴别诊断。

2. 授课过程中，教师在适当时机列举典型病例，采取小组讨论、提问等方式指导学生根据所学的基础知识进行临床诊断，提出治疗方案，由教师点评以加强学生对知识综合运用的能力。当学生能力获得一定程度提高后，可提供不典型病例由学生进行分析，进一步提高其鉴别的诊断的临床能力；适当引入名家医案，既开阔了学生视野，也丰富了其临床思路，同时增强了学生对医学专业的兴趣与信心，自然地融入了思政教育的元素。

附 1-5　针对本节内容的评价量表

评价内容	评价方式	考核目的	满分	得分
肌瘤的好发年龄与病因的关系	口头或书面回答问题	肌瘤的概述与病因	15	
肌瘤发生发展过程中与肌壁间的关系	口头或书面回答问题	肌瘤的分类	15	
肌瘤的症状、体征及实验室检查内容	病例分析	肌瘤的临床表现	15	
	临床情境模拟		15	
辨证论治	病例分析	中医学因－机－证－治之间的内在联系	20	
	临床情境模拟		20	

[本部分为山西中医药大学中医妇科优势病种证治研究创新团队（编号：2018TD-017）、山西中医药大学教学改革创新项目课程思政融入《中西医结合妇产科学》的探索与实践（课题号：2019011）的阶段性研究成果]

（曹　娟）

参考文献

[1] 郝文武 . 百年大计 教育为本 教育大计 教师为本——中国共产党关于教师和教师教育思想的百年发展和实践 [J]. 当代教师教育,2018,11（1）:9-17.

[2] 习近平 . 把思想政治工作贯穿教育教学全过程 [N]. 人民日报，2016-12-08（01）.

[3] 汪幼琴 . 西方医患伦理思想的演变 [J]. 中国医学伦理学,2006,19（3）:112-113.

[4] 丛钊 . 将医学人文思政教育融入医学英语课程的途径 [J]. 吉林医药学院学报，2019，40（2）：159-160.

第三节 课程思政融入《急救医学》中的应用

一、《急救医学》教学中融入思政教育的必要性

现代医学飞速发展，传统的生物医学模式在不断向现代的生物－心理－社会医学模式转换[1]，医生的职责和使命也在不断变化，合格的医生不仅要有良好的专业技术能力，更要具有优良的职业素养和高尚的人文情怀，全心全意为广大人民健康服务的崇高品德。我国医学教育尤其是医学专业课教育过程中人文关怀的缺失是长期以来亟待解决的问题。

《急救医学》是医学课程中尤须体现高尚思想道德、职业情操的医学临床专业课程，探索专业课教学中融入课程思政的途径是广大临床教师肩负的使命。《急救医学》集合了内、外、妇、儿等各临床课程的危急重症，综合性强，涉及面广，是急诊医学的基础。此课程的教学安排在了医学基础课和各临床课程授课结束后。《急救医学》是以各科危急重症理论为基础，急救技能操作为辅助的教学，使学生掌握急救医学基本理论的同时，增强"时间就是生命"的急救意识，"现场急救技能就是救命能力"的救命意识，为学生今后从事急诊和其他各学科临床工作奠定基础。以往《急救医学》教学目标往往集中于专业知识目标，忽略了此课程本身蕴含的思想政治教育元素，专业教育与思政教育没有很好融合。专业知识教育只能培养出可被使用的工具，但不能成为真正合格的医生。美国医生特鲁多的墓志铭上写道："有时去治愈，常常去帮助，总是去安慰。"这句名言明确了医生真正的职责和使命。医生对患者的帮助不仅仅是解决身体的痛苦，更重要的是使患者树立信心，适应社会，获得身心的健康。战胜疾病不仅仅靠技术，还要靠人文关怀。合格的医生在医治疾病的同时，要学会从语言上、行为上理解和关爱病人。这就要求医学专业知识授课当中彰显人文精神，培养高尚情操。因此，创新《急救医学》教学模式，充分挖掘专业课的德育内涵和德育元素，把思想引导和价值

观塑造融入急救专业课教学之中，有利于提升学生的专业认同度、医学职业精神和社会责任感，激发学生的内在学习动力，提高专业教学质量，造就一批医学知识扎实、动手能力卓越、思想品德高尚的合格的医学人才。

二、《急救医学》课程中融入思政教育的具体途径

1. 延展教学大纲

教学大纲是进行课程教学的指导性文件。以往的《急救医学》大纲主要包括教材的选择、教学目标、教学内容、教学方法、教学组织形式、参考书目等。本着"以课程为载体，以立德树人为根本"思想，充分挖掘专业课程教学中的德育元素，将德育渗透、贯穿专业教育和教学的全过程，有助于学生的全面发展。这就需要在现有大纲的基础上进行延展，加入思想道德教育内容，如急救医学中"仁爱之心"的博爱精神；对生命的尊重、关爱之本；是非善恶的明辨之能；社会责任感、职业认同感、专业自信心等，并使之内化于大纲的各个环节，协同推进，在提高学生专业知识同时，加强思想建设和德行修养。

2. 调整教学设计

现有的《急救医学》教学设计方案主要集中在知识目标的分层展开，缺乏情感目标、能力目标等思政教育要求，没有学情分析及对策，不能完成专业课教学和思政的融合。因此，依据人才培养方案和知识培养目标，把思政教育目标明确融入专业课教学设计方案，丰富教学内容，提高学生综合素质，优化教学效果。真正把思想教育工作贯穿于医学教育教学全过程，使专业课程、专业老师能更好承担知识育人、德行育人的责任，实现全程育人、全方位育人。如第三章心脏骤停与复苏，通过展示有关心脏骤停的社会热点问题、新闻报道，聚焦思政教育与《急救医学》专业教育相融合的典型案例，引导学生站在患者的角度去思考，尊重生命，关爱生命，守护生命。培养学生救死扶伤的人道主义精神，体现出"时间就是生命"的急救理念；第十六章急性中毒，通过组织学生查找不同时代中医药的解毒偏方及解毒特效中药，开展对毒与药的辩论，阐释中医药在中毒治疗中的独特魅力，引导学生充分了

解中医药博大精深的内涵，树立学生中医药文化自信，激发学生探索中医、学习中医的热情；第十八章灾害与突发事件伤害，教学设计中联系现实生活，抛出问题，引发讨论，引导学生树立社会主义核心价值观"爱国"，增强民族自豪感。

3. 完善教学方法

《急救医学》这门课程本身蕴含了丰富的思政教育元素，如对生命价值的认识、对患者利益的尊重、社会心理的认同、医者职业技能和职业素养等。《急救医学》的教学过程中，专业课教师不仅要承担专业知识的传授，更要注重对学生做人的基本准则和职业素养的教育及培养。在课堂讲授中，授课教师不仅要教会学生扎实的急救基本知识和基本技能，更好地履行医生抢救生命的职责，还要引导学生站在患者的角度去思考，尊重生命，关爱生命，守护生命。为了能够更好地实现此目标，在课堂教学中可以采用多种教学方法，如启发式、体验式、互动式、案例式等教学。选取医学案例时，注重具备"正能量"的案例教学，案例再现医疗实际场景的同时要符合社会主义核心价值观，体现人文关怀和人文精神。在实践教学中要引导学生充分了解危急重症患者的心理需求和心理特点，重视患者的情绪状态和可能的社会心理影响，恰当地与患者沟通，消除医患之间的阻抗，使患者在疾病治疗过程中感受到彰显生命意义的真正人性化关怀。

4. 丰富教学内容

教师在《急救医学》课程的教学中，不仅要讲授专业知识，而且在教学过程中要引入与急救学相关的社会热点问题，引导学生思考讨论，丰富教学内容，"润物细无声"地融入社会责任、科学精神、仁心仁德等医学生思政教育相关内容，使学生在学习专业课的同时自觉加强思想道德修养，树立正确的人生观、价值观。本次突如其来的新冠疫情，考验的不仅是国家的应对能力，更是体现了广大医务工作者的精湛医技和崇高医德。医务工作者将个人安危置之度外，积极响应党的号召奔赴抗疫前线，以实际行动践行着"大医精诚、医者仁心"的职业精神。结合这次重大事件以及在此期间不断涌现的感人事迹，在《急救医学》教学中引导学生进行深入思考，增强学生的职业自豪感，树立职业奉献精神和责任意识。诸如此类有关急救医学内涵的社会实例比比皆是，每天都在我们身边发生着，教师要善于发现及运用到教学当中，丰富教学内容，有利思政建设。

5. 创新考核方式

目前《急救医学》的考核方式主要是平时作业、实验报告及期末测试。这些方式依然集中于学生专业知识的培养。医学生职业素质培养是一个不断强化和升华的过程，是知行统一的过程，而实践是实现这种统一的重要途径[2]。各学校可以结合实际，广泛开展师生共同参与的急救医疗社会实践和志愿服务，如跟随"120"急救车出诊、参与急诊室患者分诊工作等，让每一位学生走向从医岗位之前有一段难忘的志愿者经历，在加强急救医学知识学习的同时培养学生的社会责任感和大医大爱的价值追求；鼓励学生积极参与"120"急救、青志团等社会实践，增加在医院急诊科的实战训练课，并赋予相应的学时学分；组织学生自行拍摄制作急救技能专题微电影，进行评比记分。通过以上诸多方法实现理论考核与实践考核相结合，创新该课程考核方式，将德育内容固化于整个教学过程，更好地把育人与救死扶伤结合起来。

6. 探索教学模式

探索《急救医学》教学中融入课程思政的教学模式，要以学生为中心，采用多样化的教学模式。比如理论教学中可以采用以探究为主的教学模式，而相关的思政教育内容则可以采用现象分析和合作学习模式。在课堂教学中，通过《急救医学》专业课程教学实践探索，把课程培养目标和专业培养目标、医生职业素养和使命担当结合起来，加入社会关注热点问题，聚焦思政教育与《急救医学》专业教育相融合的典型案例，引导学生进行分析和小组讨论，进而形成专业课教育与思政教育相融合的实施体系。多样化的教学模式既有利于调动学生学习积极性、丰富教学内容，又有利于学生树立专业素养、加强团队协作能力、沟通交流能力。可以先在部分年级开展试点工作，针对实施前后的效果进行评估，不断修正与完善。

挖掘《急救医学》专业知识体系本身所蕴含的思想政治教育元素，有效融入课堂教学，提升学生的专业认同度、医学职业精神和社会责任感，激发学生的内在学习动力，提高专业教学质量，努力培养造就一批合格的医学传承者，是进行教学改革的主要目的。高校教师应把立德树人作为中心环节，通过专业课教学中课程思政的路径探索，实现全程育人、全方位育人。

附 1-6 急救医学"课程思政"教学设计

"课程思政"总体教学目标（课程目标）
本课程是学生在学习内、外、妇、儿等各临床课程之后，学习研究各种急性病变、急性创伤的病因病理、诊疗及救治方法，增强学生"时间就是生命"的急救意识，遵循"生命第一，时效为先"的原则，熟悉临床实践所需的常用急救技术。把课程培养目标和专业培养目标、医生职业素养和使命担当结合起来，加入社会关注热点问题，聚焦思政教育与《急救医学》专业教育相融合的典型案例，引导学生进行分析和小组讨论，进而形成专业课教育与思政教育相融合的实施体系。培养学生独立诊断急症、处理急症的水平，加强学生的人文意识、发展意识、创新意识，协作精神，提升学生的专业认同度、医学职业精神和社会责任感，激发学生的内在学习动力，提高专业教学质量，实现全程育人、全方位育人，努力培养造就一批合格的医学传承者。

实现路径				
目标	章节	课程思政内容	教学方法	考核方式
培养"时间就是生命"的急救意识，培养学生保护自我、关爱他人的生命意识和服务社会的责任感。	第三章 心脏骤停与复苏 第十六章 急性中毒 第十八章 灾害与突发事件伤害	展示社会热点问题、新闻报道，聚焦思政教育与《急救医学》专业教育相融合的典型案例，引导学生充分了解危急重症患者的心理需求和心理特点，重视患者的情绪状态和可能的社会心理影响，恰当地与患者沟通，使患者在疾病治疗过程中感受到彰显生命意义的真正人性化关怀。联系现实生活，抛出问题，引发讨论，激发学生的学习兴趣，引导学生站在患者的角度去思考，尊重生命，关爱生命，守护生命。	讨论法、案例法、演示法、障碍性路径教学法	1. 课堂提问； 2. 随堂测验 3. 小组讨论 4. 社会实践 5. 实战训练课

教学方法

讨论法：针对近期出现的社会公共事件热点提出问题，引导学生进行讨论，让学生站在患者的角度去思考，尊重生命，关爱生命，守护生命。

讲授法：讲解各种危急重症的主要课程内容。教会学生扎实的急救基本知识和基本技能，充分挖掘专业课的德育内涵和德育元素，把思想引导和价值观塑造融入急救专业课教学之中，有利于提升学生的专业认同度、医学职业精神和社会责任感，更好地履行医生抢救生命的职责。

案例法：选取医学案例时，注重具备"正能量"的案例教学，案例再现医疗实际场景的同时要符合社会主义核心价值观，体现人文关怀和人文精神。在实践教学中要引导学生充分了解危急重症患者的心理需求和心理特点，重视患者的情绪状态和可能的社会心理影响，恰当地与患者沟通，消除医患之间的阻抗，使患者在疾病治疗过程中感受到彰显生命意义的真正人性化关怀。

演示法：通过展示危急重症相关操作视频及图片等，激发学生的学习兴趣，集中注意力，使学生获得直观认识的同时，能够把理论与实际知识联系起来，从而有利于形成深刻的、正确的知识体系框架。丰富教学内容，提高学生综合素质，优化教学效果。

障碍性路径教学法：导入病例，设置障碍，让学生以小组的形式，分析和讨论病例。根据这些障碍，每个小组提交1份报告。提高了学生的学习兴趣及团队协作能力。丰富了教学内容，"润物细无声"地融入社会责任、科学精神、仁心仁德等医学生思政教育相关内容，使学生在学习专业课的同时自觉加强思想道德修养，树立正确的人生观、价值观。

考核方式

1.课堂提问：采用课堂即时提问的方法，随机提出问题，鼓励学生积极思考问题，并主动回答问题，增强自信心。教师总结学生回答问题的正确率，及时给予评价和反馈。

2.随堂测验：在课程快结束时针对重点和难点内容进行随堂测验。教师根据成绩及时进行评价和反馈，引导学生对本节课知识进行回顾和总结。

3.小组讨论：结合临床实际或有关危急重症的社会热点问题，抛出疑问，引导学生进行讨论，提高学生自主学习和主动学习的能力，让学生站在患者的角度去思考，尊重生命，关爱生命，守护生命。

4.社会实践：如跟随"120"急救车出诊、参与急诊室患者分诊工作等，让每一位学生走向从医岗位之前有一段难忘的志愿者经历，在加强急救医学知识学习的同时培养学生的社会责任感和大医大爱的价值追求。

5.实战训练课：通过鼓励学生积极参与"120"急救、青志团等社会实践，增加在医院急诊科的实战训练课，并赋予相应的学时学分，创新该课程考核方式，将德育内容固化于整个教学过程，更好地把育人与救死扶伤结合起来。

附 1-7 "心脏骤停与复苏"教学设计

授课章节	第三章　心脏骤停与复苏		
授课专业	中西医临床专业		
授课学时	2	授课年级	四年级
授课教师	麻莉	教师职称	副教授
"课程思政"教学目标（章节目标）			

知识目标：掌握心脏骤停与心肺复苏的诊断识别方法与救治措施。

能力目标：能正确评估病人，判断病情，及时发现心搏骤停，规范熟练地实施心肺复苏技能及高级生命支持步骤。

情感目标：培养"时间就是生命"的急救意识，培养学生保护自我、关爱他人的生命意识和服务社会的责任感。

学情分析及教学预测

1. 学情分析

1.1 学生的知识结构分析

授课对象：中西医临床医学专业本科四年级学生

理论基础：学生们已经学习了正常人体解剖学、生理学、病理学、生物化学、诊断学基础、内科学、外科学、儿科学、妇产科学等医学基础及临床课程，对于基础知识的认知结构体系基本形成，具有一定的临床知识体系构架思维，为本课程的学习奠定了基础。

对策：在讲授心脏骤停之前，教师要善于利用学生已有的知识，注意授课时课程之间的联系，引导学生在已学习过的各门临床课程中找寻哪些疾病可以引起急性心脏骤停，这些疾病的形成原因、识别方法，进而展开本课程讲授的相关知识。

1.2 学生的学习态度分析

学习态度：中西医临床医学专业本科四年级学生对与现实生活联系密切的疾病学习兴趣浓厚，有较强的求知欲，学习态度端正认真，能够在教师的指导下完成课前预习、课堂学习及课后作业等学习任务。

对策：针对学生求知欲强但社会经验少，积极热情但是非识别不完善的特点，教师在授课过程中可以结合近期社会上出现的一些意外创伤、突发事件，针对人们的态度和处理方法让学生们展开讨论，激发学生的学习兴趣，培养学生的学习能力，引导学生树立正确的学习态度。

1.3 学生的思想品德分析

思想现状：学生们在学习内外妇儿临床课后，已基本具备一定的医师道德思想。《急救医学》是医学课程中尤须体现高尚思想道德、职业情操的医学临床专业课程。需要进一步提升学生道德思想品质。

对策：教师要引导学生认识到医生对患者的帮助不仅仅是解决身体的痛苦，更重要的是使患者树立信心，适应社会，获得身心的健康。战胜疾病不仅仅靠技术，还要靠人文关怀。合格的急救医生不仅要有良好的专业技术能力，更要具有优良的职业素养和高尚的人文情怀，承担全心全意为广大人民健康服务的崇高品德。

2. 教学预测

2.1 教师授课是否达到预期目标？

本节课围绕明确的教学目标进行教学活动，通过形成性评价，教学设计中的知识目标、能力目标和情感目标已基本达到。课堂讲授重点突出，对教学难点采用了视频加图片演示的方法，收到了很好的教学效果。时间安排合理，教学活动各个环节环环相扣，师生互动良好。

2.2 学生学习是否达到预期目标？

通过本节课的学习，学生不仅掌握了心脏骤停的诊断和治疗等重点内容，而且通过课堂学习、讨论及课后查找资料，提高了自学能力，同时培养了学生的医学人文精神，激发了他们对医学事业的热爱之情和社会使命感、责任感。

"课程思政"案例概述

通过展示视频和新闻图片，组织学生进行讨论，引导学生观察并思考：我们在日常活动中碰见有人突然失去意识，我们该如何处理？怎样正确处理？培养学生救死扶伤的人道主义精神，体现出时间就是生命的急救理念。调动起学生对新课内容的积极性和兴趣。

导入真实病例，如溺水、坍塌、地震等意外灾害引起的心搏骤停，让学生主动思考心搏骤停的病因、症状和体征是什么？分析病例，患者是否符合心搏骤停？加深学生对心搏骤停的临床特征的理解和记忆。引导学生学生充分了解危急重症患者的心理需求和心理特点，重视患者的情绪状态和可能的社会心理影响，恰当地与患者沟通，消除医患之间的阻抗，使患者在疾病治疗过程中感受到彰显生命意义的真正人性化关怀。

教学策略与方法选择

【教学策略】

采用替代式教学策略与产生式教学策略相结合的方式，组织本章的教学。

【教学方法】

讨论法：针对近期出现的心搏骤停社会公共事件及热点提出问题，引导学生进行讨论，让学生站在患者的角度去思考，尊重生命，关爱生命，守护生命。

讲授法：讲解心搏骤停的主要课程内容。教会学生扎实的急救基本知识和基本技能，充分挖掘专业课的德育内涵和德育元素，把思想引导和价值观塑造融入急救专业课教学之中，有利于提升学生的专业认同度、医学职业精神和社会责任感，更好地履行医生抢救生命的职责。

案例法：导入心脏骤停典型案例，创设有感染力的真实事件情境或真实问题，引导学生基于问题开始学习。选取医学案例时，注重具备"正能量"的案例教学，案例再现医疗实际场景的同时要符合社会主义核心价值观，体现人文关怀和人文精神。

演示法：展示心肺复苏操作视频及图片等，激发学生的学习兴趣，集中注意力，使学生获得直观认识的同时，加深对 CPR 的印象，并能够把理论与实际知识联系起来，从而有利于形成深刻的、正确的知识体系框架。丰富教学内容，提高学生综合素质，优化教学效果。

障碍性路径教学法：导入病例，设置障碍，让学生以小组的形式，分析和讨论病例。根据这些障碍，每个小组提交 1 份报告。提高了学生的学习兴趣及团队协作能力。丰富了教学内容，"润物细无声"地融入社会责任、科学精神、仁心仁德等医学生思政教育相关内容，使学生在学习专业课的同时自觉加强思想道德修养，树立正确的人生观、价值观。

学习资源

1. 工具书：《急救医学》主编：罗翌，人民卫生出版社；《中西医结合急救医学》主编：方邦江，中国中医药出版社。

2. 参考文献：1. 中国研究型医院学会心肺复苏学专业委员会 .2016 中国心肺复苏专家共识 [J]. 中华灾害救援医学，2017，5（1）：1-23.

3. 精品开放课程共享系统：爱课程 http://www.icourses.cn/imooc/ 观看心脏骤停及复苏相关新闻、视频及案例

教学过程总体设计（见附件 3）

教学效果评价

教学考核与评价采用形成性评价与终结性评价相结合的方式。

【形成性评价】

评价内容	评价方法	评价反馈	
		学生	教师
课堂提问	采用课堂即时提问的方法，随机提出问题，对学生的回答进行评价。	鼓励学生积极思考问题，并主动回答问题，增强自信心。	总结学生回答问题的正确率，及时给予评价和反馈。
随堂测验	在本节课快结束时针对重点和难点内容进行随堂测验。	引导学生对本节课知识进行回顾和总结，积极进行测验。	下节课根据成绩及时进行评价和反馈，并引导学生快速重新回顾知识点。
小组讨论	采用障碍性路径教学法和小组讨论的方法，每个小组提交1 份报告。	通过设置障碍，引导学生跨越障碍，提高学生自主学习和主动学习的能力。	根据每个小组所提交的研究报告，评估学生的临床思维和实践技能，及时向学生反馈。
课后作业	课后作业兼顾学生的专业知识和思想道德状况，在巩固所学知识的同时，加强道德修养和职业操守。	通过完成课后作业，测量学生对知识掌握情况，并提高学生自主学习和独立解决问题的能力。	及时评阅课后作业，及时向学生进行反馈，改进教学。同时纠正学生的不良认识，引导学生建立正确的世界观、人生观、价值观。

【终结性评价】

终结性评价采用期末考试的方式，闭卷考试。

1. 试卷测量学生不同方面的能力：期末考试试卷不同题型测量学生的能力层次分为：(1)记忆；(2)理解；(3)应用；(4)分析、综合、评价。

2. 试卷情况分析：分析试卷的难度、区分度、信度、效度，考察试题内容与考试目标要求是否一致，试卷是否真实反映了学生的实际水平，形成试卷分析报告。

3. 及时反馈试卷成绩：考试结束后将考试成绩及试卷分析及时反馈给学生和教师，分别分析原因，进行改进。

教学反思与改进

1. 完善教学方法：《急救医学》这门课程本身蕴含了丰富的思政教育元素，如对生命价值的认识、对患者利益的尊重、社会心理的认同、医者职业技能和职业素养等。《急救医学》的教学过程中，专业课教师不仅要承担专业知识的传授，更要注重对学生做人的基本准则和职业素养的教育及培养。在课堂讲授中，教师不仅要教会学生扎实的急救基本知识和基本技能，更好地履行医生抢救生命的职责，还要引导学生站在患者的角度去思考，尊重生命，关爱生命，守护生命。为了能够更好地实现此目标，在课堂教学中可以采用多种教学方法，如启发式、体验式、互动式、案例式等教学方法。选取医学案例时，注重具备"正能量"的案例教学，案例再现医疗实际场景的同时要符合社会主义核心价值观，体现人文关怀和人文精神。在实践教学中要引导学生充分了解危急重症患者的心理需求和心理特点，重视患者的情绪状态和可能的社会心理影响，恰当地与患者沟通，消除医患之间的阻抗，使患者在疾病治疗过程中感受到彰显生命意义的真正人性化关怀。

2. 丰富教学内容：教师在《急救医学》课程的教学中，不仅要讲授专业知识，而且在教学过程中要引入与急救学相关的社会热点问题，引导学生思考讨论，丰富教学内容，"润物细无声"地融入社会责任、科学精神、仁心仁德等医学生思政教育相关内容，使学生在学习专业课的同时自觉加强思想道德修养，树立正确的人生观、价值观。

3. 创新考核方式：目前《急救医学》的考核方式主要是平时作业、实验报告及期末测试。这些方式依然集中于学生专业知识的培养。医学生职业素质培养是一个不断强化和升华的过程，是知行统一的过程，而实践是实现这种统一的重要途径。各学校可以结合实际，广泛开展师生共同参与的急救医疗社会实践和志愿服务，如跟随"120"急救车出诊、参与急诊室患者分诊工作等，让每一位学生走向从医岗位之前有一段难忘的志愿者经历，在加强急救医学知识学习的同时培养学生的社会责任感和大医大爱的价值追求。通过鼓励学生积极参与"120"急救、青志团等社会实践，增加在医院急诊科的实战训练课，并赋予相应的学时学分，创新该课程考核方式，将德育内容固化于整个教学过程，更好地把育人与救死扶伤结合起来。

附1-8　教学过程总体设计

教学内容 （★教学重点，▲教学难点）	目标层次	教学活动 （内涵思政内容）	配套资源
【导入】（10分钟） 　　展示一组视频和新闻图片，提出讨论的问题，做好铺垫。组织学生进行分组讨论。 　　【新课教学】 　　1.概念（5分钟） 　　心搏骤停指心脏突然停搏，心音消失，重要脏器，特别是脑组织的严重缺血缺氧，以致出现呼吸停止，意识丧失等一系列症状。 　　2.病因病理（15分钟） 　　(1)病因：分为心脏性和非心脏性原因 　　心源性心搏骤停 　　◆冠状动脉粥样硬化性心脏病 　　◆心肌炎、心肌病、心瓣膜病 　　◆主动脉疾病 　　非心源性心搏骤停 　　◆呼吸停止 　　◆严重电解质与酸碱平衡失调 　　◆药物中毒或过敏 　　◆电击、雷击或溺水 　　◆麻醉和手术意外	导入 识记 了解	通过展示视频和新闻图片，组织学生进行讨论，引导学生观察并思考：我们在日常活动中碰见有人突然失去意识，我们该如何处理？怎样正确处理？培养学生救死扶伤的人道主义精神，体现出时间就是生命的急救理念。调动起学生对新课内容的积极性和兴趣。 　　讲述心搏骤停的定义时，区分几个概念：(1)心搏骤停；(2)心脏停搏；（3）心源性猝死。 　　讲解心源性病因时，引导学生回顾所学过的心脏疾病有哪些，甄别出哪些可以出现急性心脏骤停；讲解非心源性因素时鼓励大家寻找所学内外妇儿等临床课程中有情况可以引起心搏骤停。	

教学内容 （★教学重点，▲教学难点）	目标层次	教学活动 （内涵思政内容）	配套资源
（2）病理 全身缺氧、酸中毒和二氧化碳蓄积，最终继发一系列细胞及分子水平的病理变化。		回顾病理学和诊断学相关知识，并展示心室颤动、心室停搏的心电图改变，阐述心脏骤停的病理生理改变。	
3.临床资料（15分钟） (1)病史、症状、查体： ①心脏病史、创伤意外史等。 ②症状、体征 ●意识突然丧失或伴有短阵抽搐（10秒）。 ●大动脉搏动消失，血压测不出。 ●心音消失 ●瞳孔散大（常于心脏停搏30~40秒钟后才出现，1~2分钟后才固定）。 ●面色苍白、青紫。 ●呼吸呈叹气样或停止（多发生在心跳停止后30秒内）。	掌握	障碍1：导入真实病例，让学生主动思考心搏骤停的症状和体征是什么？分析病例，患者是否符合心搏骤停？加深学生对心搏骤停的临床特征的理解和记忆。培养"时间就是生命"的急救意识，引导学生树立关爱他人的生命意识和服务社会的责任感和使命感。	
●手术者发现心脏停搏或大血管搏动消失或创面血色变紫、渗血或出血停止。	难点	障碍2：再次导入病例，引导学生分析患者的临床特征是否符合心搏骤停诊断，以及是否需要进一步检查？需要与哪些病进行鉴别？	
(2)理化检查 主要依据心电图改变	掌握		
4.诊断与鉴别诊断（15分钟） ★(1)诊断： 以下特点可诊断为心脏停搏： ①突然意识丧失或抽搐。 ②大动脉搏动消失。			

教学内容 （★教学重点，▲教学难点）	目标层次	教学活动 （内涵思政内容）	配套资源
③急性苍白或发绀，呼吸停止。 ④瞳孔散大、无对光反射。 ⑤听不到心音测不到血压。 ⑥心电图表现为心室颤动或扑动、心室静止、心肌电－机械分离。 具备①、②两点即可确立诊断 (2)鉴别诊断： 与昏厥、脑血管疾病等鉴别。 ★5.治疗（35分钟） 现代心肺脑复苏术组成： ▲①基本生命支持BLS 主要内容：CABD四个步骤 Circulation　人工循环 Airway　开放气道 Breathing　人工呼吸 Defibrillation　电击除颤 ②高级生命支持ALS或ACLS A气管插管 B正压通气 C继续CPR D药物应用 ③持续生命支持PLS 维持呼吸功能：机械通气和氧疗； 维持循环功能：纠正酸中毒，微循环监测； 保护其他脏器功能、防治MODS。	拓展	障碍3：结合之前的病例，引导学生充分了解危急重症患者的心理需求和心理特点，重视患者的情绪状态和可能的社会心理影响，恰当地与患者沟通，消除医患之间的阻抗，使患者在疾病治疗过程中感受到彰显生命意义的真正人性化关怀。让学生以小组讨论的形式，给出个体化治疗方案。并根据这3个障碍，每个小组提交1份报告。	

教学内容 （★教学重点，▲教学难点）	目标层次	教学活动 （内涵思政内容）	配套资源
【小结】（1分钟） 总结本节课重点内容：诊断、治疗。	总结	结合板书，进行总结和复习。	
【随堂测验】（2分钟） 1. 如何判断患者发生心搏骤停？ 2. 心肺复苏术包括哪些步骤？	测验	提出问题，要求学生回答问题，师生互动。	
【课后作业】（2分钟） 1. 提供参考文献、工具书，鼓励学生利用这些资源自学心肺复苏的最新研究进展。 2. 布置课后作业：总结近十年心肺复苏指南的变化要点；结合近年来发生心搏骤停的公共事件报道，给出自己的认识和看法。	课后作业	学习资源： (1)工具书：《急救医学》主编：罗翌，人民卫生出版社；《中西医结合急救医学》主编：方邦江，中国中医药出版社。 (2)参考文献：中国研究型医院学会心肺复苏学专业委员会.2016中国心肺复苏专家共识[J].中华灾害救援医学，2017，5（1）：1-23. （3）精品开放课程共享系统：爱课程 http://www.icourses.cn/imooc/ 观看心搏骤停及复苏相关新闻、视频及案例。	

[本项目为山西中医药大学教学改革创新项目《急救医学》教学中融入思政教育的教学新模式研究（编号 2019022）的阶段性研究成果]

（麻 莉）

参考文献

[1] 李立，刘晓菊.医学模式再思考 [J].中国继续医学教育，2019，1（11）：54-56.

[2] 陈乃车，唐文捷.医学院校学生社会责任感的培育路径 [J].教育研究，2016，2（433）：146-150.

第二章　翻转课堂教学模式

近年来，随着互联网的普及、网络技术的发展，以及思维方式和教学方法的更新，翻转课堂、MOOC 等新型教学模式被越来越多的学校和教育工作者所接受，形成了一股教学改革的新浪潮。据报道，2012 年美国教育咨询公司 Classroom Window 对美国实施翻转课堂教学的 500 名教师进行调查，结果显示：67% 的受访者表示采用翻转课堂教学法能够有效提高学生的学习成绩，80% 的受访者认为翻转课堂能够改善学生的学习态度，有 88% 的教师表示翻转课堂能够提高他们的职业满意度，而有 99% 的教师决定继续采用翻转课堂进行课堂教学[1]。国内很多学校也开展了大规模的翻转课堂教学实验，并在实践中开发了各具特色的翻转课堂教学模式。北京大学的《翻转课堂教学法》在中国 MOOC 平台一经上线，就吸引了众多来自一线教师的学习和追捧。由此可见，翻转课堂已经形成了一种教学改革模式的热潮，是推动教育信息化的有效途径之一。

第一节　翻转课堂教学模式概述

一、什么是翻转课堂

随着网络技术的发展以及教学思维的转变，人们对师生关系的教育场所都有新的思考和认识，教学不仅是局限于学校课堂才能进行，在师生关系中更加重视平等、民主的相处。因此，在这种背景下，一种创新型的教学形式——"翻转课堂"应运而生。目前教育界所谈的"翻转"主要有两种不同层面的定义分为狭义的"翻转"和广义的"翻转"[2]。

狭义的"翻转"指的是像翻转课堂这样的教学方式，主要专注于各学科的知识，其焦点在于如何通过课下看视频，课上写作业答疑。这是一种有明确操作方式的、可遵循的模式，主要是训练学生自主学习（包括预习、做题、讨论等）的习惯与能力。

广义的"翻转"指教师学生在学习过程中角色的翻转，由于教师和学生的角色有所转变，传统课堂由教师讲授，现在由学生分组做题、讨论和展示。但是，除了翻转课堂之外，问题导向学习或是 BTS 同伴教学法等，也有师生角色转换的特色。因此，这种教学也被称为广义的"翻转"。

狭义翻转与广义翻转有很大的差异。最大的差异是，狭义的翻转可以有具体的方法指导，教师按着教学方法操作，可以上手；而广义的翻转对于如何操作，没有明确的方法，针对不同的教学内容和实验，教师可以设计出完全不同的教案，让学生去操作。针对某个教学课题如何设计，教案是没有固定要求的，只能依靠教师个人的经验，另外还有教学目标的差异。狭义的"翻转"焦点主要在学科内容的教学，广义的"翻转"除了学科内容外，教师往往还想达成学科之外的教学目标。

二、翻转课堂的本质

1. 师生关系的翻转

在传统课堂中，教学内容、课堂教学推进的进度由教师决定主导，而翻转课堂中，师生关系更加平等，教师不再拥有"至高无上"的权威，教师提出的观点学生可以质疑，与其展开民主平等的对话。除此之外，教师还要帮助不同掌握程度的学生进行个别化指导，注重整合知识，构建知识体系，使学生更好地进行知识消化和理解，并用之于实践中。所以在翻转课堂中，师生关系发生了重大性的改变 [3]。

2. 课堂内容的翻转

传统课堂中，授课内容以课本知识为主，教师根据课本内容组织决定授课内容，一般的答疑和个人差异问题主要在课下解决。而翻转课堂则对这种课堂教学形式进行改革，首先学生可以对授课内容进行选择。与传统课堂不同，答疑、讨论、交流主要在课上进行，而固定知识的学习主要通过教师提前录制视频，学生课下观看学习的方式完成。所以，课堂翻转的重要标志是课堂学习和课后学习的内容翻转[4]。

3. 评价方式的翻转

在传统课堂上，测验作为学科知识讲授完成后的评价方式，对不同程度学生进行区分，对学生掌握程度进行评价，加以筛选。而在翻转课堂上，测验的目的不再是筛选、区分学生，而是根据测验结果确定学生在课下自主学习中的不足，以便教师更好地调整授课内容，针对性、个性化地对学生进行辅导，提高学习效率。因此，翻转课堂是对评价功能的翻转，评价目的的翻转，以帮助学生更高层次的学习[5]。

翻转课堂颠倒了传统课程中知识传授和知识内化两个阶段，改变了传统教学中的师生角色并对课堂时间的使用进行了重新规划，实现了对传统教学模式的革新。在翻转课堂中，教师不再是知识的传授者，而是作为学习的引导者和支持者，根据学科特点、学生特征以及自己的教学理念，为学生提供有效的学习资源和进行高效有趣的课堂学习活动设计，课堂中则由学生自己进行知识的内化。翻转课堂真正实现了新课程改革的要求，使学生作为学习中的主体，一切从学生的角度出发。

三、翻转课堂的理论基础

1. 联通主义学习理论

联通主义学习理论是由加拿大学者乔治·西门斯（George Siemens）提出，又被称为联结主义、关联主义。联通主义认为学习不是一个人的活动，而是连接结点和信息源的过程[6]。这种理论是基于网络时代背景下的一种新型的学习理论，首次提出了节点的概念。在日常生活中，每个人、每件事、每条信息都可以作为一个节点，每个节点的更新过程就是整个学习网络的更新过程。在此理论中，知识并不是零散和无序的，而是有节点和框架的，随着个体不断获取新的节点，这个节点将与之前所储存的节点联系起来，形成新的关联。这种获取知识的方式就像滚雪球似的，学习者不断建立新的连接，同时加强固有知识体系，在循环往复中接收到更多的知识，形成一个庞大、完善的知识网络体系。

联通主义强调学习是一种互动、交流形成理念的过程。学习的最终目的不再是获得知识内容本身，而是通过节点的更新构建知识网络和个人学习网络。因此，学习活动和教学活动的产生并不是孤立的，而是在认知网络化的情况下发生的。所以，每个节点携带的信息和每个节点的更新对整体来讲都尤为重要。当今数字时代下，知识的更新速度不断加速，联通主义理论为数字化学习提供了理论支撑。学生们不再是单独学习、内化知识，而是利用学习工具迅速获取知识，并建立自己的知识体系[7]。

翻转课堂可以分为两个阶段：第一个阶段主要是在网络系统进行的，教师推送学习视频和学习资料，学生自主学习，完成学习任务；第二个阶段则主要是在教室内发生的传统意义上的讲授，还有小组协作学习。翻转课堂与联通主义一样强调学习的主体在于个人，通过移动端或网络获取信息即自身分布式学习网络中的一个节点，在课堂上学生之间的交流、互动、讨论，教师的讲授答疑解惑或查漏补缺，都是在不断完善学习者的学习网络[8]。

2. 混合学习理论

混合学习（Blended learning）的理论是源于网络学习（E-learning），它主要将实体空间学习和虚拟空间学习两种学习模式整合起来，从而达到降低教学成本、提高学习效率的一种教学方式。美国教育部于 2009 年公布了《在线学习的实证研究评价：对在线学习的元分析与评价》的研究报告，报告中指出混合学习是最有效的学习方式之一。我国的何克抗教授提出混合学习包含了三层意思，分别为：①将传统学习和在线学习的整合；②将网络学习环境中各种媒体和工具相结合；③将多种教学手段和学习技术相结合。也就是说在教学过程中，既要充分发挥教师的引导、启发、监管等主导作用，又要充分体现学生学习的主体地位，充分调动学生的主动性、积极性和创造性；既要重视创新精神、创新能力的培养，又要以系统的科学知识传授为主要教学内容，还要注意创设良好的学习环境、设计有效的自主学习策略，尝试利用网络信息技术为学生们营造一种理想的学习环境，以实现自主探究、多元互动、合作学习、资源共享等多方面的要求[9]。

混合学习理论与翻转课堂教学模式的特点不谋而合。在翻转课堂中，学生课前要根据自身需求，选择适合自己的教学资源如慕课、微课、视频、PPT、文档等，开展在线学习，完成知识的初步获取；在面对面的课堂上，学生与教师进行交流互动、问题探讨以及实践操作，实现知识的进一步内化。因此，翻转课堂正是传统面授和网络学习的结合体，使两者完美实现优势互补，摆脱时空间的限制，有效提升学习质量[10]。

3. 掌握学习理论

掌握学习理论（Mastery Learning）是由美国当代著名心理学家、教育学家本杰明 S. 布鲁姆（Benjamin S. Bloom）提出的。掌握学习理论主要以目标教学为核心，以反馈矫正为手段，以掌握学习为目的。在 20 世纪 60 年代，布鲁姆就认为学生的学习能力呈正态分布的观点是错误的，反对只有少数学生能够取得好成绩的理论。他指出一部分学生的学习成绩不好是因为教师没有给学生提供最适合、最有效的辅导。布鲁姆的掌握学习理论不是只让教师给学习者做完评价就结束了，而是要在评价的基础上思考能为学生做些什么来促进他们能力的提高[11]。掌握学习理论认为只要为学生提供学习所需的各种条件，所有的学生都能够完全掌握教学过程中要求他们掌握的全部学习内容。也就是说，如果能够按教学规律有条不紊地进行教学，如果在学生遇到学习困难时能够及时给予有效帮助，如果能够为学生提供足够的学习时间，如果给学生提出了明确的学习要求和标准，那么每个学生都能够取得很好的学习效果，而且大多数的学生在学习能力、学习速度等方面也会变得没有显著差异。

虽然布鲁姆设计了完美的掌握学习模式，但在实际教学过程中所产生的教学效果却不尽如人意，因为传统教学理念是照顾整体、考虑整体的进度，大部分人达到教学目标就往下进行，而且在传统课堂中，更多注重总结性评价。这将会导致那些未达标的学习者只能课后自行努力追赶大家，在学习中有困难时无人帮助，极易自暴自弃。

而翻转课堂的出现，使掌握学习理论得以真正实现。翻转课堂实施的目的是以学生对知识的掌握性学习为主，这与掌握学习理论相契合。翻转课堂利用现代信息技术，学生自行选择学习时间进行线上学习，充分利用课堂教师与学生共同相处的时间来内化知识，使得个性化辅导更易实现。而掌握学习理论又为翻转课堂教学模式的实施提供了理论支持。在翻转课堂中，学习者在自主学习知识的阶段可以自行控制学习进度，并且根据自身情况自由安排时间，不理解的问题可以花费更多的时间去研究，独立完成不了的任务可以通过网络平台或通信工具请求小组成员帮助，这样就尽可能地把所有疑问都解决掉。仍有解决不了的疑问，可让学生们以面对面商议，或在教师组织的进行相关的学习活动中交流讨论找到答案[12]。

4. 建构主义学习理论

瑞士哲学家、心理学家让·皮亚杰（Jean Piaget）最早从认识的发生和发展角度提出了建构主义。该理论的核心在于以学生为中心，强调学生对知识的主动探索、主动发现以及对所学知识的主动建构，而不是像传统的课堂教学那样，仅仅是将知识从教师的口中传送到学生的笔记本上。建构主义认为学习者对于知识的获得，不仅仅取决于其本身有积极主动获取知识的意愿与行动，还需要借助他人（如老师、同学）的帮助或者通过查找资料、在与外界客体的交互中获取知识。因此，学习过程是学习者发挥主观能动性自主建构的过程，而不是教师强行灌输的教学过程。建构主义学习理论主要包含情境、协作、会话和意义建构四个环境要素，利用情境、协作、会话等学习环境充分调动学生学习的主观能动性，从而完成对所学知识的意义建构。在建构主义教学模式下，教师是教学过程的组织者、指导者和意义建构的促进者；而学生则是知识意义的主动建构者；教学内容也不再是由教师传授的，而成为学生主动建构意义的对象；媒体也不再是教师传授知识的主要手段，而是作为学生自主学习、协作交流的认知工具[13]。

在皮亚杰的认知建构主义理论的基础上，许多专家、学者都从不同角度对建构主义进行深入研究，涌现出许多著名的学者及不同的派别。社会建构主义的先驱维果茨基（Vygotsky）认为学习者的社会文化背景对其学习具有重要影响，从而提出"最近发展区"的概念。他强调学习过程是一个文化参与的过程，学习者只有借助一定的文化支持来参与学习共同体的实践活动，才能内化相关的知识。

建构主义理论在学习观上强调学习过程是学习者主动的意义建构过程而不是教师"灌输式"的教学过程。知识的学习是通过问题解决时利用了原有经验加上新的信息进行建构出来的新知识，所以知识是有情境性和社会性的。建构主义的教学就是要打破传统，不一定按照教科书上的案例来讲解问题，而是基于情境的构建。构建情境不能太突兀，一定要找到一个切入点，教师要站在学生角度来思考他们的兴趣点。而且在课堂中，教师要尊重每一位学生，鼓励学生提出各种问题，注意多种学习要素的综合运用。

随着网络信息技术的发展，建构主义也获得了快速的发展，同时也为翻转课堂的实施提供了有力的理论支持。在翻转课堂的教学过程中，教师不是教学的主体，而是知识的引导者和促进者；教师要帮助学生认识到自己在课堂上的主体地位，并提供各种机会发挥学生的主体作用，进而促使学生成为知识的主动追求者和意义建构者。课前学习阶段提供给学生的微视频最好是放在或结合一定的情境去讲解各个知识点，学生学完主要知识点后还要完成一定的任务，这样才有利于学生完成知识的初步意义建构；课堂上学生需要通过协作讨论交流完成小组任务，并进行汇报展示，从而进一步地对所学知识进行意义建构。在整个翻转课堂的学习过程中，学生利用一定的媒介自主学习建构知识点，而教师在整个过程中则作为情境的创设者、学习的辅导者、意义建构的促进者[14]。

5. 学习金字塔理论

学习金字塔（Cone of Learning）理论是由美国学者爱德加·戴乐（Edgar Dale）在1946年提出的。之后，美国缅因州的国际训练实验室通过一系列的研究也提出了相似的学习金字塔理论，如图2-1所示。学习者采用不同的学习方式进行学习，两周后考察他们还能记住多少内容，也就是计算两周之后的平均学习保持率。塔尖的位置是采用"听讲"的学习方式，即传统课堂的授课方式，以教师讲授为主，学生被动地听，这种方式是目前大学课堂里最为常用的教学方式，但采用这种方式的学习效果是最低的，两周后的平均学习保持率仅为 5%；第二种学习方式是"阅读"，两周后学习者的平均学习保持率为 10%；第三种学习方式是"视听"，通过声音和图片展示的方式，两周后学生可以记住学习内容的 20%；第四种学习方式是"示范 / 演示"，两周后学习者的平均学习保持率为 30%；第五种学习方式是"小组讨论"，通过这种方式能够使学习者的知识保留 50%；第六种学习方式是"实践"，通过一定的练习实践，学习者学到的知识可以保留 75%；最好的学习方式是"马上应用 / 教别人"，通过这种方式，学习者学到的知识能够保留 90%。可以看出，采用不同的学习方式将会导致不同的学习效果，我们的课堂教学应该根据不同教学内容的形式采用不同的、相对应的学习方式；而仅靠教师讲解、学生听讲的这种方式产生的学习效果是最差的，教师应该鼓励学生多实践，让学生真正参加到小组学习活动中，这才是一种高效的学习方式。

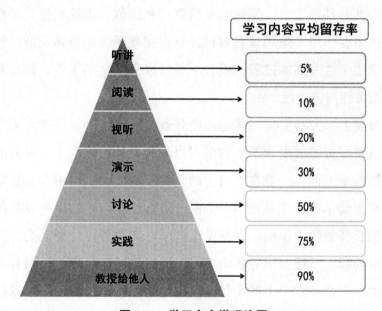

图 2-1　学习金字塔理论图

学习金字塔理论是翻转课堂教学模式实施与应用的重要理论依据。在翻转课堂实施的过程中，课前要求学生观看微视频并完成平台上的任务，这里的视频就起到了示范演示的作用，观看完视频并完成平台上相应的任务可以让学生通过一定的实践练习马上应用所学的知识，提高学生的学习效率。并且学生可以通过相应平台与同学、教师进行交流讨论。课堂教学中则强调小组的讨论与协作、师生互动，解决课前自主学习时遇到的问题，并进行实践操作，将所学到的东西立刻应用到实践中。这样对提高学生的学习效率有显著作用，还可以加强学生对知识的内化和实践操作能力[15]。

6. 人本主义学习理论

人本主义理论是由美国心理学家马斯洛（A Maslow）和罗杰斯（C Rogers）提出的。该理论反对传统的灌输式教学模式，而强调学习内容对学生的实际教育意义。罗杰斯认为，每个人都有学习的潜能，具有自我实现的内在动机，教师应该充分利用学生的先天内驱力进行有意义的教学，而不应该强迫学生去学习那些没有实际意义的知识。让学生自主、自发、全身心地投入学习才会产生良好的学习效果，在教学过程中，教师应该充分尊重学生、帮助学生[16]。人本主义学习理论是以人本主义心理学的基本理论为基础，植根于自然人性的基础之上，强调学生的尊严和价值，重视积极关注在个体成长过程中的重要作用，强调教育的目标是要实现学生的整体发展。教学过程就是促进学生个性发展的过程，教育不是要泯灭学生的本性，而是要培养学生学习的积极性与主动性。

在学习观上，人本主义与其他理论有着明显的不同，认为人天生都有好奇心，而这种好奇心会引领学生的学习兴趣与发展。人本主义强调的有意义的学习包括四个方面：一是在学习上的全面参与性，这种参与会让学生的被动学习变成主动学习；二是在学习上的自发性，学习是由学生发起的，而不是教师和家长强加给学生的，即使学生的学习需要外界的驱动力，但是发现知识、获取知识、掌握知识等各个学习阶段的完成还是由学生自身的内在驱动力完成的；三是在学习上的个体渗透性，这种渗透性是相互带动的，也就是说，有意义学习将会潜移默化地改变学生的行为、态度甚至个性；四是在学习上的个体自我评价，就是学生自己对学习的评价，俗话说，自知者明，这也是学生自我了解的一个途径，只有学生自己清楚构建的知识体系，以及自身对学习知识的追求是否在不断学习中得到满足。

7. 认知负荷理论

认知负荷理论是由澳大利亚新南威尔士大学的心理学家约翰·斯威勒

（John Sweller）在 1988 年提出来的，该理论认为人的认知结构是由工作记忆和长时记忆组成。其中，工作记忆又被称为短时记忆，一次可以储存 5~9 条信息，容量有限。同时，一旦大脑需要处理这些信息，这个过程又要损耗容量，所以最终只能保留 2~3 条信息；这种长时记忆需要加工和转化才能转变为有意义的信息。因此，学生在学习过程中，要积极理解并及时的处理信息材料，将工作记忆进行编码，以利于把工作记忆转变成长时记忆。

认知负荷理论的基础主要是资源有限理论和图式理论。资源有限理论认为人的认知资源（主要为工作记忆容量）是有限的，而学习活动和问题解决活动都需要消耗认知资源，都可能造成认知上的负荷。若加工某种信息所需的认知资源超过了人本身所具有的认知资源总量，就会造成认知超负荷，进而影响学习的效果和效率。认知负荷理论认为教学的主要作用就是在长时记忆上存储信息。图式则是根据信息元素的使用方式来组织信息，它提供了一种知识组织和存储的机制，从而可以减少工作记忆的负荷。认知负荷理论研究的主要目的就是在教学过程中控制工作记忆负荷，即最大限度地降低阻碍学习的认知负荷、优化促进学习的认知负荷，使学习者能够合理地利用有限的认知资源，达到最好的学习效果。

传统的课堂中，教师往往准备的是一成不变的教学内容，采用固定的教学进度，对于基础比较好的学生认知负荷过低，导致时间的浪费；而基础比较差的学生认知负荷则会过高，会逐渐对学习失去信心，从而阻碍了学生的学习。而在翻转课堂的教学中，学生能够根据自身特点，自主地选择学习内容、安排学习时间、调节学习进度[17]。

8. 最近发展区理论

最近发展区是由苏联教育家维果茨基（Lev Vygotsky）提出来的，该理论认为在确定发展与教学的关系时，让教育教学对学生的发展起主导和促进作用，就要确定学生发展的两种水平：一是已经达到的发展水平，表现为学生能够独立解决问题；二是学生可能达到的发展水平，但是要借助他人的帮助，在集体活动中，通过模仿才能达到解决问题的水平。维果茨基将学生在借由他人帮助所能达到的解决问题的水平与其在独立活动中所达到的解决问题的水平之间的差异称为最近发展区。教学应着眼于学生的最近发展区，为学生提供带有一定难度的内容，调动学生的积极性，发挥其潜能，超越其最近发展区而达到下一个发展阶段的水平，然后在此基础上进行下一个发展区的发展[18]。

依据最近发展区理论，最近发展区是教学发展的最佳期限，在最佳期限内进行的教学是促进学生发展的最佳教育。教育应根据最近发展区设定，如果只根据学生智力发展的现有水平来确定教学目标和任务、组织教学活动，这样的教学从发展意义上来说是消极的。教学过程中要向学生提供现实、有趣、富有挑战性的生活素材，拓展学生的学习空间，使学生经历知识的形成与应用过程，激发学生的求知欲，使学生在学习过程中有所提升。

9. 合作学习理论

合作学习理论 20 世纪 70 年代起源于美国。合作学习是组织和促进课堂教学的一系列方法的总称，学生之间在学习过程中的合作则是所有这些方法的基本特征。在课堂上，同伴之间的合作是通过组织学生在小组活动中实现的，小组通常由 3~5 人组成，充当社会组织单位，学生们在这里通过同伴之间的相互促进和交流展开学习，使学生的共同活动能最大限度地促进他们本人及他人的学习。

合作学习理论有利于提高学习者的学习效率和学习兴趣，激发学生的潜能，提高学生的创造能力。分组学习有利于让学习比较差的学生和学习能力比较强的学生一起合作，这样学习差的学生可以从学习好的学生那里学到很多，而学习好的学生能够通过扮演讲授者的角色提高自己的理解能力和记忆能力，让知识更扎实。合作学习还有利于学生之间相互理解，增强协作能力。学生之间通过合作，可以提高他们的合作意识，养成尊重对方的习惯，学会宽容，尊重他人的习惯。在合作过程中认识到有些事情或知识一个人解决不了，合作能让事情通过更好的途径尽快解决，大大提高效率。最后，合作学习有利于形成良好的师生关系和生生关系。合作让学生之间、师生之间有了更多的交流，互相了解得更加深刻，像朋友一样交换思想，共同进步。

合作学习有五个关键因素，分别是积极地相互依赖、面对面地促进活动、个体责任、人际和小组技能、团体历程。针对这五个因素来全面开展翻转课堂的学习，促进活动是为了实现学习上的互相依赖、互相帮助；个体责任就是要发挥每一个学习个体在整个学习中的重要作用，让每一名学生、每一名教师都能够在学习中发挥出重要的作用，扮演着重要的角色；在人际和小组合作中，恰恰体现了合作学习的作用。翻转课堂的课中环节充分利用了合作学习的优势，学生通过小组合作来分析、解决问题，让小组合作在整个学习中，发挥出积极而有效的作用；最后通过团体间交流合作的历程来对知识进行内化，提升学生的交流、合作、沟通、倾听、表达等能力[19]。

四、实施翻转课堂的案例

1. 辅导学习——萨尔曼·汗

萨尔曼·汗将自己制作的视频上传到了 YouTube 上，让他辅导的孩子们观看学习。他的视频制作的比较简陋，看不到他本人，只能看到黑板、笔以及与之相符的讲课声音。被辅导的孩子们非常喜欢通过看视频进行学习的方式，因为他们可以在自己不理解的地方将视频暂停或者反复观看研究；相反，一些容易理解的部分，他们可以选择快进，没有必要将时间浪费在已经学会的知识上。虽然这个讲课视频只是为了辅导学生功课，但这也是翻转课堂的一个雏形[20]。

让学生网上观看已经制作好的视频教学资源，学习者不仅可以按照自定的步调进行学习和复习，还可以按照自己喜欢的方式去学习，将视频快进、停顿、重复等，学习效率自然也就提高了。而且，只要不删除，网络上的视频教学资源会永远存在，并且样子也不会变，很适合所有的学习者去观看学习。

2. 改变学习方法——美国林地公园高中

美国科罗拉多州林地公园高中的很多学生住的地方距离学校很远，因此很多时间都花费在了上下学的路上，甚至还为此错过了许多课程。于是这所学校的两位老师将讲课的视频上传到网络平台，方便这些学生回家进行观看和学习，这样学生就不会因为落下课程而感到沮丧了。而这两位老师为了提高每位学生的学习效果，他们提前将下节课要讲的内容进行录像、制作成视频，当作学生家庭作业的一部分，让学生对将要讲的内容进行预习，从而改善学习效果。学生在观看教学视频的时候，可以根据自身情况，进行多次暂停、反复观看、做笔记等[21]。在课上对所学内容进行探讨学习，对重点难点集中学习、遇到难题统一解决，并对个别对教学内容还不理解的学生再进行单独辅导，同学之间也可以相互讨论，合作学习。这样的方式比只靠教师一个人在课堂上讲的效果好很多，把学习和课堂真正的还给了学生。

3. 分层——个性化学习——得克萨斯州达拉斯地区生活学校

在美国克萨斯州达拉斯地区的一所学校里，有一位从教 13 年的教师雷特·维廉，他根据自己的经验，在学习层次不同的班级里实行区别式的化学学科的翻转教学，并取得了非常好的效果。

在雷特·维廉老师的翻转课堂里，他增加了教师与学生的互动环节，这样教师就能有更多的时间去帮助学生解决更多的问题。课堂真正实现了分层教学，对不同层次的学生给予不同程度的辅导，使学习效果不甚理想的学生能慢慢跟上其他人。让每个学生都能学习更多的知识，得到不同程度上的提高。雷特·维廉课堂教学模式变革的最终结果是全班同学的成绩都有了提高，可以说效果非常理想。

4. 重庆聚奎中学开展了"翻转课堂"实验

同样我国的教育工作者们也逐步开始开展翻转课堂研究。重庆市的江津聚奎中学就进行了翻转课堂的实验，研究者随机抽取了两个班，并在语文、数学、英语、物理、化学、政治、历史、地理这 8 门课程的教学过程中开展"翻转课堂"实验，并进行了问卷调查。调查问卷结果显示：有 82.9% 的学生比较喜欢或非常喜欢翻转课堂教学模式，有 88% 的学生认为采用翻转课堂教学模式提高了他们的学习积极性，88.9% 的学生认为翻转课堂教学模式增强了他们的学习信心，88.0% 的学生认为这样的知识传授方式使得知识要点更易理解，99.6% 的学生认为这种教学方式有助于自己做好笔记；而且 100%的教师能够接受这种教学模式，并表示今后愿意继续参加项目实验。由此可见翻转课堂优势明显，尤其是在提升学生的学习积极性、学习自信心和知识点理解上有很大的帮助，很多学生都非常喜欢这样的学习方式[22]。

5. 南京行知实验中学的翻转课堂教学实践

南京行知实验中学的翻转课堂是和沪江网合作开展的，由沪江网的教师制作符合学生学习特点、图文并茂的专业课件，这样更方便学生抓住学习重点，更容易理解和接受。在实施翻转课堂时，许多南京知行中学的学生家长是有很多顾虑和担忧的，他们怕孩子们没有自主学习的能力，容易被网络上的其他资源吸引，影响学习效果。但是在实施翻转课堂后发现，教学效果是非常理想的。学生们特别喜欢回家自己学习的方式，并且会和同学比赛看谁学得快，又学得好。即使有学习效果不理想的学生，教师们在课堂上也能很容易发现他们，然后慢慢引导他们，给他们布置不同难度的作业。一段时间后，所有学生的学习效果都有了显著提高[23]。

五、翻转课堂的特点与优势

传统教学模式下，高等医药院校课堂教学的问题和弊端早已凸显。学生在学习过程中常出现出勤率低、上课没有热情、自学能力差、挂科率高等问题。现在大学课堂上的教学内容更新速度太慢，已经无法满足学生毕业后所要适应的社会环境和工作需要，让学生产生学习也无用的想法。而且，现在的教学水平和学习成效仍然主要是以考试成绩作为衡量标准。而用考试成绩来衡量学生的各种能力，不但严重限制了学生们的发展潜力，而且在课堂教学过程中还存在诸多问题。

传统课堂教学容易出现"填鸭式"教学和"灌输式"教学。高等医药院校各课程的教学内容繁复，但学时数有限，教师为了在有限的课时内完成教学任务必然会掌握课堂的主导权，主要采取"填鸭式"或"灌输式"等快速传授知识的教学模式。在这种教学方式下，教师无法完全顾虑到课堂上每个学生的想法，不能及时与学生沟通、探讨学习中遇到的困惑。在课堂教学时，学生往往成为知识的被动学习者，被动地听教师的讲授、被动地记知识、被动地做作业、被动地考试。因此，学生在传统课堂教学模式下学习没有自主性，很难真正掌握知识与技能。长此以往，将影响学生的学习主动性，限制学生潜能的发挥和自主学习能力的培养。

其次，高等医药院校教师与学生之间交流沟通的机会非常少，特别是近年来许多学校有了新校区，任课教师基本都是上课来、下课走。除了课堂上的时间，师生之间几乎是零交流，学生也总是会抱怨教师没有给予足够的指导，久而久之很难让教师在学生心中建立威信，更别说"亲其师，信其道"了。而且学生的学习水平和各方面的能力是有差异的。不同的学生虽然接受着教师采用同样的进度传递的同样的信息，但是学生掌握的知识是不同的。因此，在学习期间因为不能获得足够的关注和指导，学生们不能获得最优的学习效果。

这些现象在传统教育模式下很难改变，而翻转课堂教学模式应运而生。因为与传统的课堂相比，翻转课堂具有很多特点和优势。

1. 翻转课堂的特点

（1）翻转课堂使学生真正做到个性化的学习

实施翻转课堂教学时，教师将做好的视频等教学资源上传到网络平台，学生在课前就这些资源进行自主学习，可以自由安排学习进度，而且课后也可以对视频进行反复观看，方便知识的复习。同时，也可以通过网络平台或微信、QQ 平台向教师和同学求助，问题在探讨过程中进一步实现知识的内化，从而实现个性化学习的目的。

（2）翻转课堂能够改进课堂教学氛围

课堂教学过程中实施翻转课堂能够充分发挥学生的主角作用，教师只是学习的帮助者和辅导者。由学生总结提出自己的问题，然后在学生之间、学生和教师之间的讨论过程中共同解决问题，最大限度地增加了课堂上师生、生生之间的互动交流，而不再像传统的课堂一样，教师一味地讲解、学生只是被动地听。因此，翻转课堂真正做到了把课堂归还给学生自己，学生遇到困难时能够及时获得教师的帮助，更加有利于形成融洽的师生关系和活跃的课上教学氛围。

（3）翻转课堂可以弥补学生由于客观原因无法正常上课的不足

目前，各高校都十分重视学生素质能力的全面发展和培养，鼓励学生成立社团，经常举办各种类型的活动如大学生创新创业项目、校园歌手大赛、辩论赛、各种晚会和社团活动等，这就导致一些学生常要请假参加活动而耽误课堂学习。翻转课堂的实施就能够很好地解决这些问题，教师将教学视频资源、PPT、练习题等学习资源上传到学习平台，不仅是翻转课堂实施的第一步，同时也为这些学生的自学提供了材料。他们可以根据自己的情况提前学习或事后补课，不必再为活动与上课时间冲突而耽误上课和学习而担心。

（4）翻转课堂的实施改变了师生之间的关系

传统课堂上，教师是主角、学生是听众，教师和学生的身份泾渭分明。教师与学生的身份就决定了两者之间的相处方式：教师很难"蹲下来"与学生说话、学生很难"站起来"与教师交流。但是在翻转课堂上，教师转变成了学习的辅导者，而学生成为课堂的主角，从而使得教师能够像朋友一样辅导学生学习，让学生感觉不到紧张，能够真正快乐轻松地学习。

（5）翻转课堂的实施有助于素质教育的推进

我国正在推行素质教育，根本目的为全面提高全体学生的基本素质，尊重学生的个性发展，注重学生创新能力和自学能力的培养。学生可以根据自己的步调开展学习，并能够随时获得教师的个性化指导，充分体现了学生的课堂主体地位。课堂上则主要以学生的自主探究和协作探究活动为主，从而培养学生的自学能力、探究能力和创新能力，更能够学习到课程的核心知识和技能。翻转课堂不仅有助于丰富课堂教学内容，拓宽学生的视野，而且有助于培养学生的综合素质。因此，翻转课堂更关注学生的整个学习过程，关注学生的全面发展。

（6）翻转课堂的实施有助于教学相长

在翻转课堂的实施过程中，教师需要设计好学生感兴趣、且具有一定难度的问题；需要录制好高质量、思路清晰的微视频；需要为学生提供一系列丰富、有趣的学习资源；需要对学生进行分析，为学生提供有针对性的指导和帮助；还需要对学生开展多元化的学习评价。因此，翻转课堂教学的实施对教师的多项技能提出新的挑战，有助于教师的教学相长。

2. 翻转课堂的优势

（1）促进学生对知识的内化，有助于培养学生的自主学习能力。实施翻转课堂时，学生课前自行学习教师发布的学习资料，完成任务单，逐步锻炼学生的自主学习能力；课中，学生主动提问、与教师或学生探讨问题，内化知识的同时也锻炼了学生的自主意识；课后，学生反复学习和讨论，进一步加深对知识的内化，培养学生的自主学习能力。学生的多次内化过程使教学内容得以长久保存，不易流失或混淆。而传统课堂由于受课时的限制、教学任务的繁重等不具备提供讨论和自主学习的条件。

（2）有助于促进师生之间、生生之间的深入探讨与交流。翻转课堂实施过程的一个最大特点就是增加师生、生生之间的互动交流时间，师生、生生可以在课前、课中、课后通过线上线下的活动持续不断地进行互动交流。这样不仅有助于凝聚师生之间的感情，有助于教师对学生学习状况的全面了解；又有利于学生开展协作式学习以及教师对学生的个性化指导。在传统课堂教学的实施过程中，互动交流时间是极其有限的，不可能有深入的探讨和互动交流。

（3）有助于使实验、实训操作活动更加深入。现在高校的实验课、实训课很难达到预想的教学效果，一方面教学场所从比较严肃的教室换成了实验室，学生们从心理上放松了，上课态度比较随意、实验操作也不够严谨；另一方面，实验课的操作往往不是重复一遍就能掌握的。如果能够在具有一定坚实理论基础的背景下进行操作，学生可以产生更好的实验操作体验，收获到更加深入的实验知识和技能，而在对理论知识只了解皮毛的背景下操作实验效果是完全不同的。实践证明，学生在课前做了充分准备后再进行实验会大幅度减少实验的出错率，提升实验成功的可能性。而翻转课堂提供的课前学习资料能够为学生提供实验课的理论基础和简单的实验操作技巧，学生带着问题进行实验操作，有助于提升学生的实验体验，真正实现实验实训课的教学目标。而传统的课堂往往只是教师讲解实验原理和注意事项后学生自行操作实验步骤，使得实验流于形式，学生的收获太少。

表 2-1 翻转课堂与传统课堂的对比

教学模式		传统课堂	翻转课堂
课前	教师	备课 准备 PPT	准备和发放学习资料，布置学习任务清单 互动交流
	学生		学习课前资料，完成作业，互动交流
课中	教师	讲授知识 布置作业	检测作业，查漏补缺，讨论分析 个性化指导
	学生	听课	汇报演示，提问讨论，互评
课后	教师	批改作业	互动交流，追踪指导
	学生	完成作业	归纳总结，互动交流

[本部分内容为山西省高等学校教学改革创新项目（J2019151）及山西中医药大学 2019 年度教学改革创新项目（2019009）的阶段性研究成果]

（彭晓夏）

参考文献

[1] 张丹月.翻转课堂教学模式的学习评价研究——以"出纳实务"课程为例 [J].教育（文摘版），2016（2）：22.

[2] 袁会丽，刘道岭.翻转课堂的现状及存在问题分析 [J].法制与社会，2019，（9）：200-201.

[3] 郭婷婷.论翻转课堂对和谐师生关系构建的启示 [J].当代教育科学，2015（19）：18-21.

[4] 徐姗姗.翻转课堂教学设计的内容与案例分析 [D].东北师范大学，2015.

[5] 唐辉军.翻转课堂的教学评价方法 [J].信息与电脑（理论版），2018，415（21）：243-244+247.

[6] 夏璐艺.联通主义学习理论下的高校教学模式的改革探索 [J].文化创新比较研究，2020，4（11）：156-157+159.

[7] 赵书静，白敏."互联网 +"教育环境下基于联通主义理论的移动学

习资源设计研究 [J]. 教育教学论坛，2016（28）：165-166.

[8] 何跃，黄美玲. 联通主义视域下的思政课"翻转课堂"教学模式构建 [J]. 湖北工程学院学报，2019，39（5）：55-60.

[9] 黄德群. 基于高校网络教学平台的混合学习模式应用研究 [J]. 远程教育杂志，2013，31（3）：64-70.

[10] 陈怡. 基于混合学习的翻转课堂教学设计与应用研究 [D]. 华中师范大学，2014.

[11] 叶锋. 布鲁姆"掌握学习"理论在中小学实践中的应用 [J]. 人文之友，2020（3）：254-255.

[12] 刘硕，邹琢艺，姜大雨. 基于掌握学习理论的化学翻转课堂教学——以"金属钠"为例 [J]. 中小学数字化教学，2018，10（7）：22-24.

[13] 王伟丽. 促进学生知识建构 提高课堂教学效能 [J]. 中学教学参考，2010（18）：49-50.

[14] 洪连环，高延锋，刘晓波，等. 基于建构主义和翻转课堂的教学改革初探 [J]. 电气电子教学学报，2018，40（6）：23-26.

[15] 田会峰，刘永良，赵丽. 学习金字塔理论在翻转课堂教学模式中的应用 [J]. 电气电子教学学报，2018，40（1）：18-21+125.

[16] 叶柳青. 罗杰斯的人本主义学习理论在日本国家概况课程教学中的应用 [J]. 北京电力高等专科学校学报：社会科学版，2011，28（10）：38-40.

[17] 乐会进，蔡亮文. 促进深度学习的翻转课堂研究：认知负荷理论的视角 [J]. 教学与管理，2019（12）：92-95.

[18] 王颖. 维果茨基最近发展区理论及其应用研究 [J]. 山东社会科学，2013（12）：180-183.

[19] 王琛. 合作学习与翻转课堂结合应用初探 [J]. 文学教育，2017，（11）：113.

[20] 金陵. 萨尔曼·汗怎样走向"翻转课堂" [J]. 中国信息技术教育，2012（10）：29.

[21] 叶平. 从翻转课堂到翻转学习的演进——美国中小学翻转课堂如何

关照深度学习 [J]. 中国信息技术教育，2015（2）：16-19.

[22] 李敬川、王中林、张渝江. 让课改的阳光照进教育的现实——重庆聚奎中学"翻转课堂"掠影 [J]. 中小学信息技术教育，2012（3）：16-18.

[23] 张雨婷. 浅谈翻转课堂在初中学校实施的思考 [J]. 中学课程辅导（教师通讯），2018（18）：90.

第二节 翻转课堂在中医药院校《生物化学》课程教学中的应用

近年来，翻转课堂在中医药院校的各门课程中都得到了较多的应用，本文就其在《生物化学》课程教学中的应用做一介绍。

一、《生物化学》课程简介

生物化学（Biochemistry）是一门研究生物体的化学，是研究生物体内分子组成、结构及变化规律的基础学科。生物化学是从分子水平对生命现象最为基础、最为深入的物质转变规律的机制进行探讨的学科。生物化学的研究范畴主要包括 3 个方面：①静态生化。生命物质的化学组成，生物分子的结构、性质及功能；②动态生化。生命物质的代谢过程，生命分子的分解代谢与合成代谢，代谢过程中的能量变化，以及酶、维生素和激素等物质对新陈代谢的调节与控制作用；③机能生化。生物信息分子的合成及其调控，也就是遗传信息的储存、传递和表达过程。生物化学旨在从分子水平上探索和揭示生物生长、发育、遗传、记忆与思维等复杂生命现象的本质[1]。生物化学与多个学科知识相交叉，从分子水平研究极其复杂的生物体，解释生命活动的深层次的内在规律，内容抽象而复杂。随着生命科学的飞速发展，生物化学的理论知识、研究方法、技术手段不断地更新，日益呈现出高度综合化的发展趋势[2]。这更增加了学生学习生物化学的难度。

《生物化学》是我国中医药院校的一门重要的医学基础课，是基础医学与临床医学之间联系的纽带和桥梁。而且，随着生物化学技术的飞速发展，生物化学的基本理论和实验技术已渗透至中医药研究的各个领域之中。通过学习并掌握生物化学的基本理论和技术，有助于学生理解疾病发生、发展机制，新的疾病预防、诊断和治疗的原理，以及研究各种药物在体内的作用机制，推进基因靶点药物的设计及个体化治疗的研究与实施。其实，我国古代劳动人民很早就应用生物化学知识理论解决在医疗实践和生产生活中遇到的问题了。随着科学技术的飞速发展，生物化学的知识也被广泛应用在中医药学的研究中，在中药作用靶点以及作用机制上取得了突破性的进展，同时也为中药走出国门提供了理论支撑和技术支持，极大地促进了现代中医药的发展[3]。

生物化学课程由理论和实验两部分组成，如表 2-2 所示。实验教学是生物化学教学的重要组成部分，同时也是生物化学理论知识的延展。但是，与理论课相比，生物化学实验课更具有直观性、实践性和创新性，有助于培养学生的观察能力、动手操作能力、思维能力以及分析和解决问题的能力。生物化学实验课的开展不仅能够加深学生对理论知识的理解，还有助于学生科研和临床综合素质的提高，并且在加强学生综合素质培养以及创新能力培养方面有举足轻重的作用。

从教学内容的组织上，可将课程分为两个阶段：第一阶段是基本理论知识和基本技能的学习阶段，即理论课授课阶段。这一阶段主要采用大班讲授的方式，通过 PPT 演示和实物投影的方式讲授生物化学的主要内容。第二个阶段是实验与分析阶段。学生们在教师的指导下完成 9 个生物化学实验，以模拟、演示和验证的实验方法为主，主要锻炼学生的实验技能、分析和解决问题的能力以及实验思维方式。另外，学校还开设了实验室开放活动，允许学生根据自己的兴趣自主开展设计性实验，主要锻炼学生发现问题、设计实验解决问题的能力，以及学生的创新性思维。课程总学时为 72 学时，教学时长为一个学期。

表 2-2 《生物化学》课程内容分布情况表

性质	教学内容	课时
理论篇	绪论生物化学研究内容及意义	2
	糖类化学	2
	脂类化学	2
	蛋白质化学	4
	核酸化学	3
	酶	4
	维生素和微量元素	4
	生物氧化	3
	糖代谢	6
	脂代谢	5
	蛋白质的分解代谢	4
	核苷酸代谢	2
	代谢调节	2
	DNA 的生物合成	2
	RNA 的生物合成	2
	蛋白质的生物合成	2
	基因表达调控	2
	肝胆生化	3
实验篇	酶的特异性，影响酶促反应的因素	3
	葡萄糖氧化酶法定量测定血糖 胆固醇氧化酶法定量测定血清总胆固醇	3
	血清蛋白醋酸纤维薄膜电泳	3
	转氨基作用与氨基酸纸层析	3
	血清脂蛋白琼脂糖凝胶电泳	3
	考马斯亮蓝染色法测定蛋白质浓度；蛋白质的呈色和沉淀反应	3
合计		72

二、中医药院校《生物化学》教学的现状

《生物化学》是在 5 年制中医专业本科生的第 4 学期、中西医结合专业和

针推专业本科的第 3 学期开课的。开课时间是大学二年级，学生已经学习了一部分的西医学基础课，如《解剖学》《组织胚胎学》《医用生物学》《医用化学》等，通过该课程的学习，将之前的学科知识融会贯通，并为后续专业课程的学习奠定基础。但是，在课前对学生的调查问卷显示，一半以上的学生是文科生，缺乏必备的化学基础知识和理科基本思维。特别是生物化学的实验教学常常被认为是理论教学的补充和验证，并没有得到足够的重视。而且，受中医药院校文科生理科基础知识薄弱等因素的影响，目前中医药院校在生物化学教学上存在着以下几方面的问题。

1. 没有发挥学生的主体作用

目前生物化学理论课教学和实验课教学中基本采用传统的教学方式，即教学过程中通常包含知识传授和知识内化这两个阶段。教师通过课堂讲授进行知识的传授，一般仍是主要以教师结合 PPT 讲授为主。实验课也是教师先讲授实验的理论和操作过程的注意事项、演示实验操作步骤，然后学生在教师的指导下按部就班地做实验、写实验报告。在整个教学过程中，学生仍主要是一个被动的接受者。这种传统的教学方法严重制约了学生自主学习能力的培养，常导致学生在学习过程和实验操作过程中，学习动力不足，动手参与实验的热情不高，参与率低，时间一长容易在学习中出现倦怠感。最终学生对于所授实验课的理论知识掌握不足、动手操作能力不强，不能达到预期的教学效果。

2. 教学方法欠恰当、课程评价方式不合理

在生物化学实验教学中开设的实验项目多为验证性实验。实验课的实施步骤基本上是：首先，教师讲解实验原理、实验方法和注意事项等，向学生演示一些技术性要求比较高的实验操作方法；然后，学生开始参照实验报告按部就班地开展实验，教师就个别同学进行指导；课后，学生提交实验报告，并将实验报告作为评判学生实验成绩的主要依据。这样常常会出现实验课时教师讲授实验原理、演示实验操作的时间过长，而留给学生动手操作的时间相应较少的情况。学生在有限的时间内完成实验操作就变得非常紧张，常出现以下两种情况：①学生在没有认真思考的情况下仓促地开展和完成实验过程而导致实验失败；②甚至有少数同学急于在有限时间内完成实验，而抄袭其他同学的实验数据。这种采用理论课教学方法开展实验课教学的方式不利于学生综合素质的提升。而且受实验室资源短缺和学生人数众多的影响，实验课内容的顺序设置欠妥当，很难兼顾理论课授课内容的进度和学生已经掌握的实验技术基础。目前实验课评定主要就是看实验报告的书写质量，好多学生不做实验、照抄其他同学的实验报告也能获得不错的成绩，这也造成了学生做实验的兴趣不高、主动性不强的现状。因此，实验课程的学生成绩评定方式合理，需要将课前预习、课上讨论、实验操作、结果分析等一系列过程纳入考核的范围。

3. 预习资源缺乏

对于生物化学课程，仅仅凭借课堂上教师的讲授，学生较难在短时间内理解和悟化基本概念、理论知识以及实验操作的技术和过程，进而导致学生失去学习的信心和兴趣。做好课前功课将会提高教学效果，然而目前学生预习基本上是通过课本简单看看实验的原理和操作流程，无法进行系统的知识梳理和预习，更无法通过自己的思考和学习，内化所学知识，达到"悟"的高度。而且，由于教学资源的限制，学生在实验课前并没有机会接触所用到的实验器材，实验操作过程的预习只能停留在对实验流程的简单理解和凭空想象阶段，缺乏系统性，对实验操作过程中可能遇到的困难和应注意的事项缺乏预见性。

4. 实验操作过程展示不充分

现场演示教学具有直观性和示范性，因此生物化学实验课会采用现场演示展示实验操作过程的教学方法，但是现场演示存在一定的缺陷。首先，实验试剂的配制过程无法完全展示。实验中有些试剂是需要提前一段时间配制，有些试剂配制操作相对复杂，需要一定的时间，因此无法现场演示配制方法，为了节约课堂时间，课前教师会带领少部分同学配制、分装好每次教学内容需要的试剂。课上教师讲解试剂的配制过程和进行简单的现场演示，但是不能完全展示整个配制过程。试剂的配制看似简单，但不同的试剂有各自的特点，因此配制过程也有一定的差异。其次，现场演示实验操作过程时，很多实验不能完全系统地展示。比如在"纸层析法分离鉴定氨基酸"的实验过程中，其基本操作步骤为：试剂的配制、层析滤纸的制作、点样、缝合、层析、显色、计算 Rf 值。在实验操作前，层析滤纸的制作、点样、缝合、层析这些过程教师可以进行简单的展示，但是层析过程需要进行 2~3 小时，显色这个步骤就没有办法展示，只能是在实验操作过程中再进行教学展示，因此整个教学过程不能连贯流畅地演示。另外，限于课堂时间，现场实验演示只展示一遍，所以学生在没有预习的情况下，只能被动地学习操作步骤，凭借自己课堂上的理解进行实验的操作。大多数学生很难在较短的时间内理解和掌握教师的操作方法和注意事项，制约了学生的思维活动，即使在操作中有问题也不知道如何提出，只是机械地模仿教师的每个操作步骤，导致教学效果不理想。

三、中医药院校《生物化学》课程实施翻转课堂教学的必要性

翻转课堂最初由美国的 Jonathan Bergmann 和 Aaron Sams 运用在自己所承担的化学课堂教学中，Salman Khan 在 2011 年的演讲中详细介绍了翻转课堂教学模式。目前，翻转课堂教学模式在国内外多个高校的各种课程中得到广泛应用和推广。在实施生物化学教学时，可以利用微课、微信平台、学习通等新兴的信息传递手段，轻松实现翻转课堂教学。也就是课前学生通过微视频和微信资源等平台进行自主学习；课堂上学生探讨交流互动、教师讲解实现知识内化；课后反思，针对薄弱环节反复观看微课视频和学习资源，强化知识的记忆，从而完成整个学习过程。运用基于微课和微信平台的翻转课堂模式在教学中具有以下优势。

1. 生物化学课程实施翻转课堂有利于培养学生的自主学习能力，提高学习兴趣

中医药院校学生大多更重视中医药类课程的学习，普遍对西医基础课不够重视，这主要是由中医药大学学生学习特点决定的 [4]。实际上大学生学习知识往往带着明确的目的性进行学习，如果他们没有认识到所学知识与今后生活工作的密切关系，没有认识到所学内容的重要性，那么他们的学习动机

往往不够强烈。此外，西医基础课都比较难，生物化学就是一门理论性很强、内容抽象的学科，涉及的知识面比较广、内容晦涩难懂，学生特别是文科生在学习过程中容易产生逃避和畏难心理，学生们没有学好知识、掌握知识的信心，而只是以通过期末考试为目标，不以掌握知识、运用知识解决问题为目标，从而导致学生的学习动力不足。而且传统的填鸭式教学容易造成教师照本宣科、生搬硬套的尴尬局面，长此以往学生也会丧失学习生物化学的兴趣。

实施翻转课堂时，教师制作质量较高的微视频、整理与学习相关的案例、视频、文本等资料上传至网络学习平台以供学生自主学习，可以让学生掌握更多的学习主动权。生动的视频讲解、有趣的案例展示等多种形式的叠加使得相关的生物化学知识更易被现在的学生接受，也可以通过结合一些游戏、情境模拟等方式让学生体会到学习的趣味性。此外，翻转课堂实施过程中主要以知识单元或知识点为模块进行学习，学习过程中及课后都给学生布置相应的测验题目。这些测验可以即时给出评判结果，通过这样的测试，学生就可以随时检验自己对知识的掌握程度，教师也方便利用现代化教学辅助手段在上课前就掌握学生自学的效果，并据此调整上课的内容和侧重点[5]。

教师利用微课视频、PPT 等教学资源，并向学生布置任务清单，为学生提供课前自主学习的资源和材料。由于微课视频具有主题突出、趣味性强等特点，情境设计形象有趣，与实际生活联系紧密，能够通过动画、图片、文字、声音等各种形式刺激学生的感官，这样不仅有利于学生接受知识、吸收和记忆基本知识理论，也有助于提高学生学习生物化学的兴趣和主动性、积极性。这种突破传统教学瓶颈的方式，能够使学习变得轻松有趣，可以充分调动学生学习积极性，提高其学习兴趣[6]。

2. 生物化学课程实施翻转课堂有利于课堂知识内化，提供更多的学习空间

在传统的实验教学中，由于实验的原理和操作注意事项较多，仅凭教师课上的一次讲解，学生无法理解实验的原理、明确操作的所有细节，因此在操作过程中会出现各种问题。而采用翻转课堂教学模式后，一方面，学生可以在课前观看视频、清楚实验原理、并发现问题，然后带着问题参与课堂教学，并想办法解决问题，能够显著提高实验教学效果，培养学生独立思考的能力。另一方面，课堂教学时，教师也可以根据学生掌握程度的不同和学生反复观看的视频内容确定教学内容和侧重点，还可以一边讲解一边观看，针对细节问题逐一讲解。这样，既可以节约时间又方便讲解，使学生在教师的指导和帮助下主动完成知识的内化过程。课后，学生可以再次观看经教师整理过重、难点的微视频和学习资料，进一步巩固所学知识[7]。因此，基于微课和教学平台的翻转课堂可以满足学生任何时间、任何地点学习的要求，完全不受时空限制，为学生提供充足的学习空间，进而有利于学生的学习和发展。

3. 生物化学课程实施翻转课堂有利于师生充分的交流和互动

课堂不仅仅是教与学的场所，更是师生互动交流沟通的重要桥梁。在传统教学中，教学活动多为教师自导自演，缺乏与学生的互动和交流，而师生之间的情感沟通更是少之又少，学生在学习过程中遇到难题不能及时得到教师的帮助与指导，从而导致学生的问题不断堆积，从而对学习失去兴趣。而在以微课和网络平台为基础的翻转课堂教学实施过程中，因课前的学生自主学习能够减少教师在课堂教学中用于集中讲授的时间，给学生留下更多的课堂时间进行交流与讨论，使每个学生都能够获得教师的个性化指导，促使学生积极参与到学习和实验过程之中[8]。进而使得师生互动形式和互动效果更加丰富，学生可以在第一时间得到指导与反馈，不再是师生之间的教与学，而是师生互动、生生互动的全方位的教与学[9]。学生在学习过程中遇到的问题也能够得到及时的解答，不但培养了学生主动提出问题和解决问题的能力，而且也有助于学生们树立起学习信心，有助于教学质量的提高。

四、翻转课堂在中医药院校《生物化学》课程教学中的应用实践

生物化学与分子生物学是生命科学的共同语言，主要研究生命体内的各种物质的结构与功能，并在分子水平上探讨生命现象的本质。它既是生命科学的基础，又是自然科学领域中进展最迅速、最具活力的一门前沿科学。自DNA双螺旋结构在20世纪中叶被阐明之后，分子生物学学科体系日趋完善，相关理论与技术的诸多突破性研究成果迅速而广泛地渗透到生命科学和医学研究与应用的各个领域。因此，其理论体系和前沿技术，对于所有医学和生命科学领域的医生、教师、研究生和本科生的重要性都是毋庸置疑的。而生物化学课程的内容枯燥、理论抽象、代谢繁杂，给课程教学带来较大挑战。

目前，我国高等医学院校生物化学课程仍然是以传统的教学模式为主。虽然传统教学具有传授知识系统性强和易于集体化教学的优点，但是传统教学过于侧重对知识和技能的传授，而忽视了对学生主动性和个性的发展，不利于学生各种综合能力的培养。

翻转课堂以颠覆传统教学的形式出现，把教师讲与学生听的传统教学过程翻转过来，让"教师讲，学生听"转变为"学生讲，教师听"的一种教学模式。这种模式要求学生在课下进行自主学习，在课堂上学生通过学习情况汇报、案例分析和问题讨论等方法将知识吸收和内化。翻转课堂的教学模式比较灵活，注重发挥学生的主观能动性，培养学生的综合能力，已逐渐在国内各高校的各门课程中开展[10]。我们将翻转课堂教学模式应用到我校生物化学课程教学中，探索其在生物化学理论教学中实施的可行性，观察其对学生学习成绩和综合能力培养方面的影响，为今后翻转课堂在生物化学教学中的应用提供实践依据。

随机选取两个平行教学班作为对照组和实验组，对照组按照传统教学方式进行课堂教学和课后作业布置，在课程完成以后进行总结。实验组则采用翻转课堂教学模式进行课堂教学。选取的教学内容为维生素与微量元素。翻转课堂的具体实施过程如下（详见图2-2）。

1. 建立微课视频、慕课等教学平台资源

随着"互联网+"时代的到来，慕课作为在线开发课程的一种新模式，以它迅捷、便利和多角度、多层面的优势为学习者提供了更多的学习途径。慕课（MOOC），即大型开放式网络课程。通过借助互联网平台，让各类优质教育资源实现共享，打破时空界限，推动教学理念、方法、技术、方式、模式变革，提高人才培养质量。中国的慕课建设与应用呈现爆发式增长，有关高校和机构自主建成 10 余个国内慕课平台，5000 余门慕课上线课程平台，1100 多万人次大学生获得慕课学分，截至 2018 年 2 月已有 7000 万人次高校学生和社会学习者选学课程，我国慕课数量已位居世界第一[11]。美国的一个调研机构针对 2800 所全美高等教育机构的教学主管进行问卷调查，得出的结论是：网络教学与面授教学的教学效果没有显著差异，还略高于面授教学。同时，美国教育部对 1000 多项有关网络教育的实证研究的结果也得出了和上面同样的结论。进一步研究表明，同时使用两种方法（线上＋线下）的混合式教学，比单独采用网络教学或者面授教学都要更有效[12]。MOOC 提供了丰富多彩的在线教学手段，是传统教学方法的重要补充，是优质教学资源建设和应用的重要途径和方法。

随着现代信息技术和开放教育理念的发展，教学模式正在从基于传统课堂教学的以"教"为中心的知识传递模式，逐步向基于信息化环境的以"学"为中心的问题探索模式转化，尤其是在网络教学环境下，以课堂教学内容，教师的经验以及学生的接受，理解为主的课程，转变为一种具有开放性和共享性教学资源为主的课程，在信息化教学模式中，教学过程四要素的关系发生了重大变化，教师由知识的传授者、灌溉者转变为学生主动获取信息的帮助者、促进者；学生由外部刺激的被动接受者和知识的灌输对象，转变为信息加工的主体。信息所携带的知识，不再是教师传授的内容，而是学生主动建构的对象。教学过程，由老教师的一般讲解转变为通过情景创设、问题探究、协商学习、意义构建等手段，以学生为主体的过程。教学媒体的作用也由教师讲解的演示工具转变为学生主动学习、协作式探索、解决实际问题的认知工具[13]。

我们课程组制作的生物化学慕课已于 2018 年 10 月在人卫慕课——中国医学教育联盟慕课平台上线，并且在我校使用两个学年。慕课视频包括 45 个微视频资料，每个视频通常包含一个知识点，每个视频时长在 10~15 分钟。此外，我们还在学习通上建立了课程组，并将教学目的、教学要求、教学文案设计、课件、案例分析、练习思考题、知识拓展和相关教学资源上传至学习通，供学生随时查看、自主学习。并建立畅通的师生交流通道，随时解决学生遇到的问题。

翻转教学重在提高学生学习的自主性和能动性，我们设计一些启发性强、贴近实际的问题来调动大家学习的积极性。①请思考自己在生活中补充过的维生素有哪些，当时补充维生素的原因是什么？②维生素具有什么功能？有没有必要大量补充维生素？③为什么医生建议孕期妇女补充叶酸？④为什么总吃精粮的人容易出现脚气病的症状？⑤为什么不能生吃鸡蛋？⑥妊娠呕吐、小儿惊厥时会给予维生素 B_6 缓解症状，原因是什么？⑦为什么婴幼儿要多晒太阳？学生对这些问题感兴趣，主动学习的意愿就强，在完成基础知识掌握的同时也锻炼了其分析问题和解决问题的能力[14]。

2. 课堂教学，完成知识内化

课堂教学是师生之间面对面进行学习交流的平台，我们采用分组汇报和课堂讨论的形式进行课堂教学。分组汇报要求各组精心准备 PPT 课件对自己选择的维生素（每组只选一个，不能重复选择同一个维生素）进行知识讲解，包括对维生素的化学本质、分子结构、自然界分布、活性形式（活化过程）、生物学功能和缺乏病进行阐述。教师可针对学生掌握不到位的知识组织学生进行探讨，进一步内化知识。课堂讨论是同学们对汇报内容和所遇到的案例、问题与全体同学进行交流，教师在一旁进行辅导和点评。最后教师针对学生讲解遗漏、欠准确之处进行补充和指正，并对相关知识进行梳理和归纳。在这样的学习过程中，一方面可以让学生在小组协作过程中完成知识的内化，另一方面可以提高学生的沟通能力，培养团队协作能力等综合素质。

3. 课外讨论，巩固学习成效

学习小组内和小组之间可以通过微信群和 QQ 群对学习中遇到的问题或见解进行交流讨论，教师可以跟踪学生讨论的基本情况并加以辅导。

4. 教学效果评价

主要是从课堂汇报、作业完成情况和考试成绩对教学效果进行综合评价。课堂汇报包括课件的制作、语言组织、知识点介绍和回答问题情况。作业完成情况包括作业完成度和准确性。考试于翻转课堂结束一周内进行。根据教学大纲和教学目的，随机抽取试卷库中维生素与微量元素知识的考题，主观题和客观题分值各占 50%。客观题是考查学生对基础知识记忆状况和掌握程度，包括选择题、填空题和判断题。主观题用于测试学生对所学知识的综合分析和运用能力，包括简答题、论述题和病例分析题。

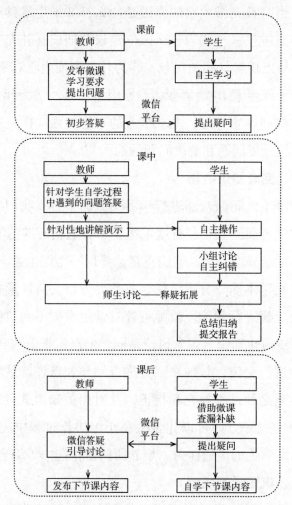

图 2-2　翻转课堂运用于生物化学教学的实施过程

五、翻转课堂在中医药院校《生物化学》实验课中的应用实践

采用翻转课堂教学模式进行生物化学实验课教学时，也主要包括课前教学资源构建及学生自主学习、课堂知识内化、课后巩固总结 3 个阶段，具体实施如图 2-3 所示。

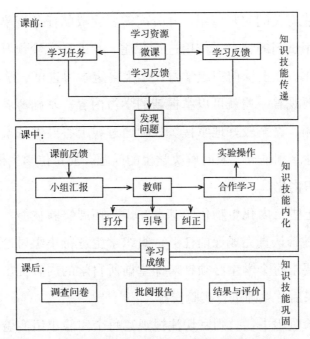

图 2-3 翻转课堂运用于生物化学实验教学的实施过程

1. 建立微课视频和微信平台教学资源

微课是一门短小精干的课程，每个知识点用简单的语言和精练紧凑的内容进行教学，对帮助学生利用碎片化时间掌握知识有非常实用的效果，合理利用线上线下教学相结合。视频设计尽量生动，应结合生活中遇到的问题，充分调动学生学习兴趣[15]。

课程组已录制生物化学实验操作的相关微视频，再增加一些有关实验原理讲解、相关理论知识梳理的视频和非视频资料，包括10~15个微视频、10个实验原理和理论知识总结梳理的知识内容、10个课后扩展知识内容，完善实验考核体系的集体内容。其中，视频内容必须包括理论知识、实验目的、实验原理、操作过程、注意事项以及讨论等。准备预习资源时要充分注意到学生的个体差异，力求全面介绍，重点要求，帮助和引导学生创造生物化学思维。视频设计尽量生动，采用理论联系实际原则，充分提高学生学习生物化学的兴趣。微课视频制作完成后可以利用微信公众平台、微助教、班级微信群或校园网络平台等现代信息技术辅助教学过程。

课前要求学生自主学习，观看相关实验操作视频及相关配套学习资源，包括该实验技能有关的实际应用，并分配需要完成的任务清单，写出预习实验报告，对所用试剂的特点、作用进行备注，并进行实验预习测试，过关才可进行实验操作。在上课前完成学习，学生自定学习进度、学习方式[16]。基础好的学生只要观看一遍就可以掌握新的学习内容，基础薄弱一点的学生则可多次回看视频，直至较好地掌握。教师通过线上答疑发现学习有困惑的学生，给予针对性个别辅导，及时解决学生的问题，使每位学生得到发展。

2. 课堂知识内化

实验课堂上进行内化生物化学基本知识、拓展实验技能。首先教师通过提问检测学生是否认真完成课前任务，组织学生进行小组讨论并评价他人实验预习情况，要求每个学生必须针对课堂前所自学的内容提出问题。了解学生自主学习效果后，教师进行实验安排[17]。

其次在实验过程中，教师密切注视观察每个实验小组实验的情况，及时纠正实验中不规范之处和错误的操作，提示学生认真观察实验现象，记录实验结果。对于实验结果有出入的现象进行实验误差分析，并在课后进行反馈评价。

最后教师分析学生实验完成状况，在小组协作、独立学习过程中，总结性评价学习效果，实现知识建构与内化。通过总结，教师能够了解学生知识储备情况和心理状态，理解学生一些意想不到答案的由来。这种由浅入深、由易到难的过程符合知识学习特点，同时也遵循了学生认知规律，更能使学生熟练掌握所学知识[18]。传统教学中，教师一般采用形成性评价和总结性评价方式对学生的学习结果进行测评，了解知识的掌握程度。翻转实验课堂中我们更关注过程，即形成性评价。侧重评价的不是学生"学"到了什么，而是"得到"和"体验"到了什么，具备了怎样的经验，增长了哪些阅历，提高了哪方面的能力。"翻转课堂"更注重培养学生的创造力、自我学习能力以及思维情感方式的形成。依据学生的个体差异性，提供个性化的学习诊断方式和建议，使学生更好地进行总结，不断地完善自己。

3. 课后巩固总结

教师根据学生出现的问题进行针对性的总结和点评，将优质的学习资源或是重点学习内容再次通过微课的形式发布到网络平台，供学生课后复习。同时，视频中还包含一些与该实验相关的拓展性知识和任务，供有需要的学生进一步学习。

4. 实施案例

在进行"血清蛋白醋酸纤维薄膜电泳"实验教学时，采用了翻转课堂的教学模式。蛋白质对于生物体来说非常重要，在研究某种蛋白质的结构和功能时，首先就需要将它从蛋白质混合物中分离纯化出来，而且不能破坏蛋白质的空间构象。血清中含有多种蛋白质分子，通常根据各种蛋白质理化性质的不同采用物理方法进行分离纯化，如透析、盐析、电泳、层析及超速离心等。成本低、操作简单安全、对蛋白质活性具有稳定作用是盐析法沉淀蛋白质的优点，应用广泛。而电泳是目前分离纯化蛋白质最常用的方法，是医学专业的重要实验内容，因为新鲜的血清蛋白经电泳分离后能够精确描绘出患者蛋白质的全貌，是许多临床疾病诊断的参考依据。实验操作比较复杂，对学生实验技术和动手操作能力要求较高[19]。

课前录制了蛋白质电泳的实验操作过程微视频。视频中依次展示了所需实验器材、试剂，详细说明实验原理，并进行了实验操作的演示。其中实验器材部分对醋酸纤维素薄膜这种电泳基质进行重点介绍。实验操作采用真人录像的形式演示操作步骤与讲解操作技巧同步进行，为避免分散学生的注意力，在视频中，只出现演示教师的操作和教师的头像，与操作无关物品均不出现。录制完成后上传到网上，要求学生在课前自主观看并完成自学任务清单里的所有内容。课堂上首先让每个学生针对课前所自学的内容提出问题，检测学生自主学习的效果，针对学生不清楚的地方，组织学生认真讨论，提出问题可以是概念解释的扩展，也可以是学习过程中遇到的困惑等。

了解学生自主学习效果后，教师简要说明本堂课的活动安排。首先检查实验仪器和试剂，指导学生讨论安排组内成员分工后开始实验。在开始实验后，教师在各小组巡回指导，观察实验情况，及时纠正错误和不规范的实验操作，提示学生认真观察实验现象，并对学生提出的疑问和实验结果进行准确的记录等。课后，教师主要运用形成性评价来检验翻转课堂是否显著提高了学生的学习效果。从学生完成的书面实验报告质量、本次课后学生对自己学习过程的评价、教师对学生操作过程给予评价等多个方面，与采用传统模式的平行班级实验效果进行比较。

实验结束后，通过调查问卷的方式了解学生对于翻转课堂教学模式的认可情况。总结发现，采用翻转课堂教学的学生在学习积极性、实验操作的准确性和掌握程度以及对实验过程中发现问题和解决问题方面，明显好于采用传统教学的班级。

[本部分为山西省高等学校教学改革创新项目（项目编号 J2019151）及山西中医药大学 2019 年度教学改革创新项目（项目标号 2019009）的阶段性研究成果]

（彭晓夏）

参考文献

[1] 张丽萍，杨建雄. 生物化学简明教程，第 4 版 [M]. 高等教育出版社，2009.

[2] 李丽，杨石龙，郑金仙，等. 多学科知识融合在生物化学教学中的应用 [J]. 现代农业科技，2019，756（22）：255-257.

[3] 周枫，应然，赵海梅，等. 微课辅助案例教学法在中医药院校《生物化学》课程教学中的运用探讨 [J]. 中国医药科学，2018（1）：43-45+87.

[4] 夏花英，张学礼，金国琴，等. 中医院校《生物化学》教学方法改革与实践的体会 [J]. 生命的化学，2017，37（6）：1071-1075.

[5] 金伟，郭丽新，齐彦. "互联网＋教育"在高等院校生物化学翻转课堂的应用研究 [J]. 课程教育研究，2019（47）：179.

[6] 孙计桃，扈瑞平，邓秀玲，等. 微课介入医学生物化学传统课堂教育教学模式的探索 [J]. 中国中医药现代远程教育，2020，18（5）：16-17.

[7] 蔚晓晖. 基于微课的翻转课堂在医学生物化学实验教学中的实施与探讨 [J]. 卫生职业教育，2017，35（3）：88-90.

[8] 李斌，苏燕，张学明，等 . 基于"微课"的生物化学"翻转课堂"教学模式初探 [J]. 包头医学院学报，2019，35（10）：100-102.

[9] 徐文平，朱惠，黄爱丽 . 翻转课堂在《氨基酸的一般代谢》中应用的教学设计 [J]. 现代职业教育，2017（22）.

[10] 高宇阳 . 浅析翻转课堂的利与弊 [J]. 黑龙江科学，2017（1）：88-89.

[11] 王伟，田长海 . 我国高校慕课建设现状研究 [J]. 北京教育（高教），2019.

[12] 魏武华，罗雅过，侯敏等 . 线上线下混合式教学模式的探索与实践 [J]. 计算机时代，2020，333（3）：91-93.

[13] 朱夙 . 现代教育技术对传统教学继承与发展的应用探究 [J]. 中国信息技术教育，2014（24）：14.

[14] 马克龙，蔡标，李璐等 . 翻转课堂教学模式在生物化学课程教学中的应用 [J]. 右江民族医学院学报，2018，40（6）：109-111.

[15] 顾江，邹全明，赵卓 . "翻转"微课制作的研究与思考 [J]. 国际检验医学杂志，2019，40（4）：123-125.

[16] 林凡，张云，高冬等 . "翻转课堂"及其在中医院校生物化学实验课教学中应用的可行性探讨 [J]. 课程教育研究，2017（3）.

[17] 梁亦龙，武巍峰，曾垂省，等 . 翻转课堂在生物化学实验教学中的应用 [J]. 实验室科学，2017，20（6）：92-94.

[18] 徐晶，郭红艳，高涵等 . "互联网＋"翻转课堂模式下生物化学实验教学研究 [J]. 中国卫生产业，2018，15，337（2）：161-162.

[19] 周丽亚，高静，吴兆亮等 . 血清蛋白醋酸纤维薄膜电泳实验的改进 [J]. 生物学杂志，2008（02）：69-70.

第三节 翻转课堂在中医药院校《西医内科学》教学中的应用

一、背景

信息化时代的快速发展，给教育教学带来了颠覆性变革，翻转课堂在中医药院校教学中的应用顺应了时代的潮流，既是机遇，也是挑战。培养高素质中医药人才，将知识转化为生产力，应用于临床和科研，是时代的要求，翻转课堂应用于《西医内科学》教学对中医药人才培养有重要意义。

1. 中医人才学好西医的必要性

中医药人才学好西医既是国际化的需求，也是时代性的需求。随着中医药文化在全球的兴起，中医药人才国际化是必然趋势，这对中医药人才能力有了更多的要求，不仅要熟练掌握中医中药知识，还要掌握现代医学知识和西医临床诊疗技能。《健康中国 2030 规划纲要》中明确指出，中医药的三个作用为：一是在治未病中的主导作用，二是在重要疾病治疗中的协同作用，三是在疾病康复中的核心作用[1]。中医药在建设健康中国中的重要地位，可见一斑。中医药在治未病的历史由来已久，未病先防和既病防变为健康筑起第一道防护墙。在疾病的治疗方面，中西医二者协作，极大地提高疗效，可以为良好的预后打下坚实的基础。而要做到这一点，中医药人需得掌握现代医学知识和基本临床技能，与所学的中医药知识进行有机融合。因此，进行西医基础学科和临床技能的教育与培训十分必要，中医药专业人才更好地掌握西医知识，才能在中西医协同过程中更好地发挥中医的优势[1]。在中医执业医师的考核中，西医知识在第一阶段实证研究的理论考核中占 25%，而在实践技能考核中占到了 65%。西医课程对中医学生临床能力培养的重要性由此可见。

作为西医临床医学的基础——西医内科学涵盖了人体各系统疾病的病因、发病机制、临床表现、诊断、治疗与预防。中医药院校学生学习《西医内科学》旨在系统掌握西医内科学的基础理论、基本知识、基本技能和常见病、多发病的诊断和防治，熟悉内科急症的处理原则和方法，以利于学生在今后的临床工作中更好地发挥中医药优势，促进中医及中西医结合事业的发展。

2. 目前中医院校《西医内科学》教学现状和改革的必要性

（1）《西医内科学》在中医药院校课时少

目前，西医院校临床医学专业讲授内科学安排两个学期100~120个学时，而中医院校仅安排56~72个学时，课堂上教师只能挑选常见病高度概括地讲解，而学生西医基础薄弱，理解起来更加费力，从而增加了教学的难度[2, 3]。另一方面，《西医内科学》的发展日新月异，其中很多疾病的研究进展和治疗指南几乎每年都在更新，而中医院校的教材多是在西医教材的基础上编写的，再版周期长，学生按照书本学习的知识还没毕业就已经过时了[2]。中医院校西医内科学课时少、教材相对滞后的弊端，值得中医药院校和教师高度重视。

（2）《西医内科学》学习方法异于中医药课程，提高效率势在必行

中医院校课程编排上是中西医并存，要求学生在学习过程中经常进行思维的切换。区别于中医课程更多偏重于记忆，《西医内科学》逻辑性强，需要学生融会贯通之前的基础课程，分析推理，才能更好地理解疾病的发病机制、临床表现和诊疗方法[2, 4]。而目前课时少，教学任务重，课堂上对相关基础内容的复习仅是杯水车薪，远不能满足学生的需求，教学成效不甚满意。要想改变这种现状，提高教学效率，改革教学形式势在必行。

（3）《西医内科学》教学改革亟待深入，是学生和社会的双重需要

《西医内科学》的课堂教学和大学里其他学科的传统教学模式基本一样：教师是课堂的中心，一个人在讲台上滔滔不绝；学生坐在下面沉默不语，与教师基本无交流。很多学生是为应付老师点名才来上课，考试就靠考前突击背诵知识点。如今迅猛发展的信息时代，这种填鸭式的传统教育模式显然已不能很好地满足学生的求知欲。《教育信息化十年发展规划（2011—2020年）》要求，以信息化引领教育理念和教育模式的创新，充分发挥教育信息化在教育改革和发展中的支撑与引领作用[5]。学生和社会的双重需要对中医药

院校西医类课程的教学模式和课程体系提出亟待深入的改革要求 [2, 6]。

3. 翻转课堂对上述教学改革困境提供思路

翻转课堂在《西医内科学》中的应用，是信息技术与课程教学的有机整合，能够有效改善中医学生在学习西医内科学知识时的困境。中医学生需要同时学习中医理论知识和西医理论知识，渴望在繁忙的学业中高效地获取知识。翻转课堂将这个问题简单化，学生不必拘泥于课上的短暂时间，可以先学再看，看了再学，反复看，反复学，不受限制。从讲台下的旁观者变成参与教学过程的"演员"，极大地提高了主观能动性和创造性。学困生可以在课下反复观看西医内科学教学视频，根据自己的能力调整知识掌握进度，学优生可以结合自身学习计划来支配学习时间，提高学习效率。自主学习的同时，紧迫感也随之而来，适当的压力会内化为学习的动力，并进一步转化为持续的行动力，这意味着考试靠死记硬背的情况将一去不复返。

教师通过给学生提供优质的学习资源，组织课堂，为学生提供帮助的方式，在翻转课堂中能充分发挥所长，在课堂的设计和组织过程中最大限度地展示自己的教学特色，有更多的时间与学生交流，近距离发现学生学习过程中的不足之处，甚至可以有时间进行小范围针对性辅导，大大减轻了教师的教学负担。

翻转课堂重新定义了学习方式，将时间利用达到最优化，减少了无意义的机械重复，增强了学生的自我管理能力，学生主动获取知识，自我思考，提出问题，主动学习的知识往往记忆更加牢固；教师对问题进行汇总并精心解答，针对性增强，教学更加灵活，根据学生对知识的需求可以进行随时调整。此外，翻转课堂中优质的《西医内科学》教学视频资源通过现代信息化手段在教育系统中传播，并不断优化，对社会教育资源的优化起着正向影响。

4. 翻转课堂教学模式的提出及国内外研究进展

翻转课堂教学模式在 2007 年的美国林地公园高中首次提出实施并获得成功，这所高中的教师发现用视频来学习和课堂上针对性的讲解能够让学生受益，并且这种方式受到了广泛欢迎，同时，信息技术为此提供了支持。自此，信息技术走上教育改革的前沿，推动着一场深刻的变革。学习的过程包括知识传授和知识内化两个阶段。在传统的教学模式中，教师负责讲授知识，单向灌输，学生被动接受。"翻转课堂教学模式"（Flipped Class Model，FCM）的基本思路是：让学生在课前完成知识点的自学，课堂上通过各种教学形式（例如小组讨论、小测试等）答疑解惑、汇报讨论从而完成知识的内化 [2, 7-9]，相当于把传统学习过程的两个阶段进行了翻转。在 FCM 教育模式下，既往课堂教学以老师为中心、学生被动接受知识的状态被打破，取而代之的是崭新的教学结构，这一模式集中体现了"以学生为中心"的教学理念，成功地将教学的重心从"教"转移到"学"，强调知识接受后的拓展与升华，有利于激发学生长期的学习热情、独立性、自主性，有利于开发人的智力和创造力 [10, 11]。此外，翻转课堂教学模式提倡的是多种学习方法的综合学习法，能很好地提高教学效果。

鉴于该模式蕴含的突出优势和巨大生命力，近年来全球范围内的众多学校对 FCM 教学模式进行了广泛的探索，在各科教学领域均复制出了美国林地高中的成功，因此 FCM 教学模式被《环球邮报》评为影响课堂教学的重大技术变革 [10]。这种"破坏式创新" [10, 15] 同样在我国千所学校的课堂中取得了良好的教学效果。通过中国知网以"篇名＝翻转课堂"为检索条件，截止到 2019 年 3 月 20 日，共检索到期刊论文 25725 条。其中高等教育 3479 条；博士论文 3 条，硕士论文 1111 条。从论文的来源看，大学、高职和中职、中小学都涉及在内，说明翻转课堂教学在我国整个教育界已遍地开花。从论文发表数量看，逐年呈爆发式增长，翻转课堂式教学在我国关注度日益增高。从论文的内容看，主要包括以下几个方面。一是翻转课堂的介绍及本土化实践；二是翻转课堂的优势、教学形式如基于微视频、基于网络、基于慕课等；三是基于翻转课堂的应用，包括应用领域的拓展、教学模式、相应的教学设计等 [16]。然而，虽然国内部分医学院也顺应国际趋势对 FCM 教学模式进行了尝试，但近五年来在国内各级杂志发表相关文献仅三百余篇。在这些文献中，护理学领域、基础医学领域的研究占绝大多数，而包括西医内科学在内的其他临床医学学科关于 FCM 教学模式的论文则为数甚少，皆处在研究工作的起步阶段 [10]。我们发现，专门讨论中医药院校《西医内科学》采用翻转课堂的教学研究鲜少。

总之，西医课程对中医学生临床能力的培养不可或缺，其中西医临床医学的基础——西医内科学的学习尤为重要。但中医院校西医内科学的教学现状存在不少问题，教学过程存在教与学一次完成、讨论与交流严重不足、学生态度不积极、教学效果不佳等问题，显然传统教学模式已不能很好地满足学生的需求和学科的发展，探索一条有效解决传统教学中问题的新出路是目前亟须解决的问题。基于本课程实践性、理论性等特点，我们逐渐认识到，如果在教学中进一步发挥学生本身的主体性作用，对于加强学生对学科相关的理论知识的内化、临床思维的训练等，均会起到明显的强化作用，从而实现"掌握性学习"。而这些，正是目前方兴未艾的"翻转课堂教学法"的优势所在 [17]。基于中医学生混合学习理论，这就促使我们深入研究"翻转课堂教学法"的相关理论，并且构思和尝试将其应用在中医药院校《西医内科学》课程的教学中。

5. "院院合一"的深度融合战略助推翻转课堂的实施

迎着国家"医教协同"的春风，为贯彻落实《中华人民共和国中医药法》对中医药人才培养提出的有关要求，满足中医专业人才培养对教学、科研、临床实践提出的更高要求，我校实施深度"院院合一"战略，即将临床学院与附属医院实行统一的管理体制，充分发挥教学单位和临床单位两者结合的优势，临床医师成为学院教师，学院教师深入临床一线，使临床实践的方方面面、点点滴滴都能渗透进教学内容之中，进而达到"早临床，多临床，反复临床"的目的。这使得我们可以将教研室和临床科室作为整体备课团队，进而可以在翻转课堂实施的各环节直接加入临床的真实病例，从而高效有力地助推《西医内科学》这门临床课程翻转课堂教改的顺利实施。我校 2015 年中医专业人才培养方案中，西医内科学课程设置为 72 个课时，为必修课，考试课，共 9 个章节，我们教研室历届的考试分析均提示神经系统疾病为学生失分最多、难度最大的部分。神经系统疾病共 8 个课时，包括脑血管病（短暂性脑缺血发作、脑出血、脑梗死）6 个课时，癫痫 2 个课时。比之癫痫，脑血管病的发病率更高，对社会经济发展和家庭生活的影响更大。我们选取脑血管病教学为例展开翻转课堂的教学,以期先行先试,使其成为《西医内科学》课程建设和翻转课堂教学的示范,利用其辐射作用,逐步实现翻转课堂教学理念的示范和推广。目前相关成果已发表[18]。

二、初探方案

为了推广翻转课堂在教学中的应用,提高学生的学习能力和教师的专业水平。我们以西医内科学中脑血管病教学为初步实验内容进行了相关探索,具体方案如下。

1. 教学内容、目标以及解决的关键问题

将翻转课堂教学模式引入中医药院校的《西医内科学》课程,以脑血管病教学为例,由翻转课堂规划、翻转课堂设计、翻转课堂应用、翻转课堂评价四个环节组成(如图 2-4 所示)。

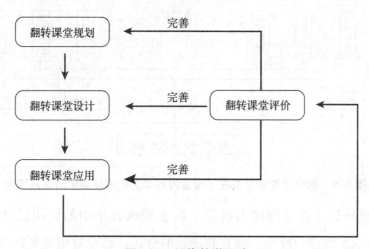

图 2-4　总体教学思路

(1)翻转课堂在《西医内科学》脑血管病教学中的应用规划。以全国中医药行业高等教育"十三五"规划教材《西医内科学》为依据。根据教学大纲、课程目标,梳理教材内容,整合教学资源,结合学情分析,进行《西医内科学》脑血管病的翻转课堂规划(见图 2-5)。

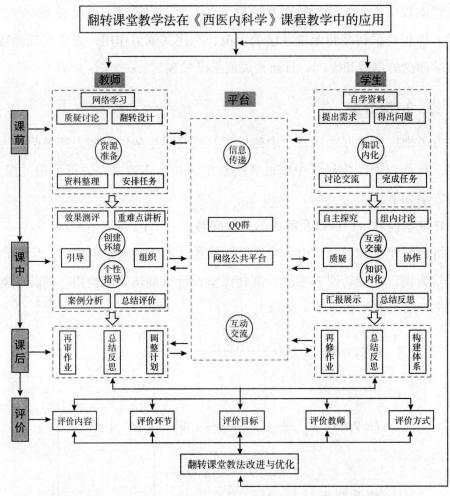

图 2-5 翻转课堂教学法在《西医内科学》课程教学中的应用模型

（2）翻转课堂在《西医内科学》脑血管病教学中的应用设计。经过对《西医内科学》的课程性质、特点和现状的分析，结合对相关文献和国内外翻转课堂实施案例的研究，设计了适用于《西医内科学》脑血管病翻转课堂教学模式应用体系。如图 2-6 所示，将其分为课前、课中、课后三个环节，依次对应知识的传授、知识的内化和知识的升华三个阶段，在整个教学过程中，学生为学习的主体，教师为学习的指导。

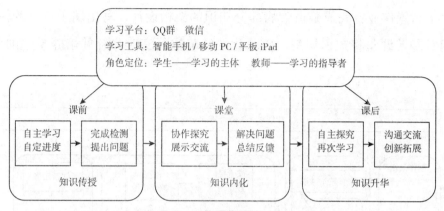

图 2-6 翻转课堂的教学设计

（3）翻转课堂在《西医内科学》脑血管病教学中的应用实践。①教学对象。选取五年制中医临床专业两个班学生 100 名，其中 1 个班 50 名学生为实验组，采用翻转课堂形式教学；另外一个班 50 名学生为对照组，采用传统教学模式。两组学生在年龄、性别方面无显著差异，同属一个年级、一个专业，其学生学习水平和能力基本均等。②教学方案。对照组采用传统教学方法，即以老师主动传授、学生被动接受的灌输式教学模式；实验组由同一老师应用翻转课堂教学模式，涉及课前、课中、课后三个环节。总体流程见图2-7。具体而言，课前：依据教学大纲中脑血管病（共 6 个课时，包括脑血管疾病概述、脑出血、脑梗死三部分，各 2 个课时）的重点、难点内容，老师联合附属医院脑病科医生收集科室真实病例并结合相关基础知识、教材、课件、网络链接、电子图书、文献资料等制作成嵌有测试试题并自动评分的微视频及教学任务单（见图 2-8），课前一周将微视频及教学任务单传送至班级微信平台，让学生自主学习并可在微信平台上师—生、生—生间随时提问讨论，老师总结平台上学生反馈的问题。课中：课堂上老师可通过提问了解学生自主化学习的成效，并进行答疑、纠错，之后创设教学情境提出具体问题让学生分组（每组 5 人）讨论分析，其间老师随时对个人或小组答疑指导；然后每组汇报展示，老师则根据学生的汇报情况进行启发式地引导，并与学生共同解决课中收集的所有问题，最后总结。课堂上各环节及相应用时见图2-9。课后：让学生再次回顾班级微信平台上的微视频及教学任务单，另外给学生布置作业：完成脑血管病部分知识的架构设计，写出属于自己的板书，以期对翻转课堂将知识切割、碎片化的缺陷进行实时弥补并培养学生的创新能力。

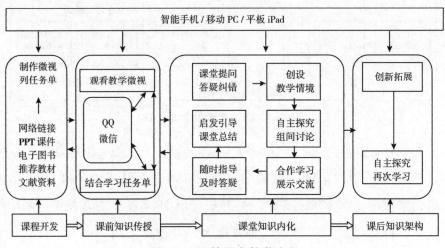

图 2-7 翻转课堂教学流程

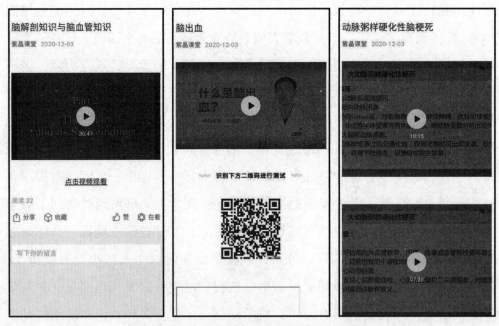

图 2-8 研发的脑血管病微视频测试小程序

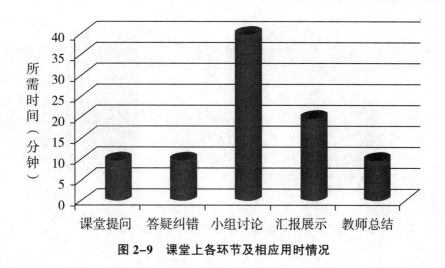

图 2-9 课堂上各环节及相应用时情况

（4）翻转课堂在《西医内科学》教学中的效果评价。两周后对两组学生通过成绩考核（包括理论考核 50%、实践考核 30%、出勤 2% 及课堂表现 18%）和调查问卷的形式检测教学成果。对结果采用 SPSS 22.0 统计学软件进行数据分析，计量资料以表示，采用 t 检验，计数资料以例数和百分率（n，%）表示，采用卡方检验，以 $P < 0.05$ 为差异有统计学意义。具体内容如下。

A. 成绩考核（各项内容所占比例分配见图 2-10）。①理论考核占总成绩的 50%，对两组学生的脑血管病理论知识进行闭卷考核，由学校教学部门统一安排考场、考试时间及考场人员。两组学生均进行统一命题、统一考试、统一阅卷，该部分主要考核学生的综合理解、分析判断及应用能力；②实践考核占总成绩的 30%，让学生进入附属医院脑病科行现场临床病例采集及分析进行实践考核，该部分主要考核学生的临床实践能力。由科室带教老师统一评分；③出勤考核占总成绩的 2%，缺勤一次扣 0.2 分、迟到或早退一次扣 0.1 分，扣完为止；④课堂表现占总成绩的 18%，包括课堂上被老师提问的表现及课堂上主动发言的表现，各占 9%。每项记录情况分为优、良、中、差四个级别，分别赋值为 9、7.2、5.4、2、3.6 进行计算。

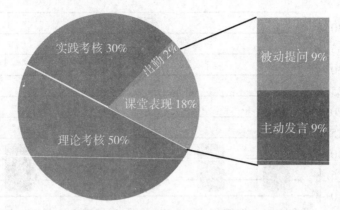

图 2-10　对成绩考核使用的方法及所占比例

B.问卷调查。设计调查问卷，让学生从自主学习能力、沟通表达能力、团队协作能力、临床实践能力等方面进行自我评价。此外，问卷调查面还涵盖了学生对教学内容、教学环节、教学目标、授课教师的评价及对此整体教学方式的接受程度，为后续翻转课堂的优化和完善提供指导（见表2-3）。

表 2-3　调查问卷

调查项目	满意度标尺				
	好（5分）	较好（4分）	一般（3分）	较差（2分）	差（1分）
增强自主学习能力					
提高沟通表达能力					
培养团队协作精神					
提高临床实践能力					
对教学内容掌握度					
对教学环节评价度					
对教学目标实现度					
对授课教师评价度					
对教学方式接受度					
对教学相关建议					

2. 教学目标及解决的关键问题

（1）探索翻转课堂教学新模式，为解决传统《西医内科学》课程教学中存在的问题寻找到新的出路。翻转课堂优化了传统学习的方式，在国内外的应用实践中均取得了非常好的反响，并得到众多师生的支持，而《西医内科学》长期积累下来的问题依然阻碍着学生的成长和学科的发展，因此，探索一条有效解决传统教学中问题的新出路是目前亟须解决的问题。翻转课堂会根据学生特点，逐步培养学生不同层次的综合能力，对培养医学生终身学习的习惯和能力有重要意义，符合高素质人才教育的理念。

（2）培养学生自学习惯，加强学生对知识的深度内化。翻转课堂让课堂教学从单一的变成多元的，从平面的变成立体的，从静态的变成动态的。通过采用翻转课堂教学法，多个情景、多方面的知识应用，培养学生自学能力，缩小了学生学习能力的差异，帮助学生快速掌握基本科研方法和程序，达到对知识的多次内化。从而全面提升学生综合素质，为学生在以后的工作中提高业务能力和临床能力创造必要条件。

（3）加强与各方面的交流，促进学生个性化培养水平。通过翻转课堂线上线下的交流和讨论，逐步缩短教师与学生、学生与学生之间的距离，让教师从复杂的备课中解脱出来，能够有更多的时间创新教学思路，专注于因材施教，发掘学生潜力，走进学生内心，帮助学生个性化成长。

（4）提升学生教学活动参与度，促进实践能力和效率的提高。通过翻转课堂增加学生在课前、课中、课后各环节的参与力度，增加了师生的交流机会，同时让学生可以自主调整自己的学习步调，并行提高学生的理论、实践能力，帮助学生点燃学习的热情，从而促进学生理论能力和实践能力，提升实践效果。

（5）先行先试。使《西医内科学》课程成为学科建设和翻转课堂教学的示范，利用其辐射作用，逐步实现翻转课堂教学理念的示范和推广，为后续翻转课堂的优化和完善提供指导。

翻转课堂在中医院校《西医内科学》教学中的应用，对中医学生未来的职业发展和个人价值实现都有重要意义。中医学生学好西医内科学，就像在筑高楼之前打地基，只有把地基打好，楼才能盖得高。翻转课堂不仅要提升学生的学习能力，还要发掘学生的潜能，关注学生的个性培养和自我价值实现，这对于教师的教学设计能力和课堂的组织管理提出了更高的要求，对整个社会的教育水平提高也有着积极作用。

[本部分为翻转课堂在中医药院校《西医内科》教学中应用的初探——以脑血管病教学为例（项目编号：2019028）的阶段性研究成果]

（宋丽娟）

参考文献

[1] 张育敏，牛晓军，刘建春，等．中医药院校西医课程教学初探 [J]．基础医学教育，2018，20（7）：533-535.

[2] 常佩芬，刘丽杰，郭楠，等．中医院校"翻转课堂"教学改革认识初探 [J]．光明中医，2018，33（19）：2933-2935.

[3] 卢长青，杨敏华，张娟娟，等．对中医院校《西医内科学》教学改革的思考 [J]．光明中医，2013，28（6）：1291-1292.

[4] 张新霞．中医院校西医内科学教学模式探讨 [J]．中国民族民间医药杂志，2009，18（24）：70-71.

[5] 中国新闻网．教育部发布教育信息化十年发展规划（2011—2020）[DB/OL].http://www.chinanews.com/edu/2012/03-30/3785498_3.shtml

[6] 教育部．国家中长期教育改革和发展规划纲要（2010—2020 年）[EB/OL]http://www.gov.cn/jrzg/2010-07/29/content_1667143.htm.2010-07-29.

[7]AARON SAMS, JONATHAN BERGMANN.Flip your students' learning[J].Educational Leadership, 2013, 70(6): 16-20.

[8]K FULTON. Upside down and inside out: Flip your classroom to improve student learning[J]. Learning & Leading with Technology, 2012, 39(8): 12-17.

[9] 钟晓流，宋述强，焦丽珍．信息化环境中基于翻转课堂理念的教学设计研究 [J]．开放教育研究，2013，19（1）：58-64.

[10] 陈晛，等．翻转课堂教学模式在西医内科学教学中的应用进展 [J]．教

育现代化，2018，5（14）：300-303.

[11] 拉塞尔·L.阿克夫，丹尼尔·格林伯格.翻转式学习世纪学习的革命 [M].北京中国人民大学出版社，2015：15-19.

[12] 安月勇.翻转课堂在中职护理专业《解剖学》教学中的应用——以运动系统教学为例 .[D] 鲁东大学，2017：12.

[13] 戴尔.视听教学法之理论 [M].杜维涛译.北京：中华书局，1949.

[14] 杜英英.运用学习金字塔理论提高生物课堂教学效率 [J].中学教学参考，2013，（1）：106.

[15] 邹景平.教育的"破坏式创新"上场了 [J].中小学信息技术教育，2012（3）：15.

[16] 陈婷.民族差异与运动生理学翻转课堂教学研究 [J].当代体育科技，2018，8（25）：169-170.

[17] 尹战海，程青青，李志强.基于翻转课堂的临床医学教学模式研究 [J].中国医药导报，2016，13（07）：153-156.

[18] 宋丽娟，王青，肖保国，尉杰忠，马存根.翻转课堂在中医院校西医内科教学中应用的可行性 [J].中国中医药现代远程教育，2020，18（10）：31-33.

第四节　翻转课堂在中医药院校《中西医结合妇产科学》中的应用

一、《中西医结合妇产科学》的学科特点

中西医结合是以临床医学为基础，将传统中医学与现代医学有机结合，在近代医学实践过程中逐步形成和发展起来的。中西医结合妇产科学是一门集现代妇产科学与传统中医妇科学于一体的新兴学科，其综合运用中医学、西医学两种理论、两种思维及两种方法研究女性所特有的生理病理、诊断防治妇女特有疾病。现代妇产科学与传统中医妇科学两者建立于完全不同的理

论基础之上，现代妇产科学以现代人体解剖学、生理病理学、药理学、检验学、影像学等为基础，形成以下丘脑－垂体－卵巢轴为主的女性生殖轴；而传统中医妇科学则是以中医学气血阴阳、五行理论、藏象理论等为基础，结合中医学对女性生理病理特点的认识，形成以肾－天癸－冲任－胞宫为主的女性生殖轴，疾病诊治以四诊合参、辨证论治为特点，故在中西医结合妇产科学教育教学中，既包含现代医学与传统中医学的内容，同时也包含西医妇产科学与中医妇科学的内容，需要学生掌握的重点难点多且涉及面广，为了更好培养医学生的临床思维，教学过程不能简单孤立地将中医学、西医学的理论体系和知识点进行照搬、罗列或相加，而需要寻求有效的教学方法与手段，通过多层次、多角度、多思维的整合，形成完整有序的教学模式，方能收到事半功倍的效果。

自提出中西医结合 50 余年来，全国高校教育工作者均在不断尝试探索有效的教学模式、教学方法。尽管如此，教育工作者都认为现行的教学模式仍然存在一些不足，因此也在积极不断地探索将更多混合模式的教学手段与方法引入中西医结合妇产科教学中。但是，大多数医学院校由于软硬件设施所限，仍多采用集中授课、理论讲授为主的教学模式，难以取得较好的教学效果。

二、《中西医结合妇产科学》的教学模式探讨

2015 年 3 月，"互联网＋"的行动计划被首次提出。自此，互联网全方位融入人们生活中的各个领域。伴随着"互联网＋"时代的到来，学生获取信息的途径更加便捷、多元化，互联网改变了学生的思维能力与方式，推动着"教与学"的变革，同时也对传统的教学模式提出了新的要求，"以教师为中心，以知识传授为目的"的传统的、单一的教学模式已日益不能适应培养现代创新型中西医人才的需求，教学方式改革迫在眉睫。

伴随科技的发展与互联网的普及，信息技术也逐渐渗透到教学活动之中，为教育领域提供更多平台，为教学模式发展与变革提供新形式、新思路。信息技术与课堂教学的深度融合正日益成为教育改革的主要趋势，教与学的新

发展给教师带来了挑战，为教师教学能力赋予了新的内涵和要求。

《中西医结合妇产科学》作为一门临床专业课程，课程兼具理论性、实践性、操作性。教学目标中需要学生们能建立较好的学科基础知识，能深入系统地学习专业理论课程，并掌握一定的操作技能。虽然网络课程在不断优化，网上资源已经非常丰富，但是目前仅靠学生自主学习，无法达到一定的学习深度，因此灵活、协调、有机地结合多种教学方法的混合式教学模式，更贴近当前医学生学情。

1. 基于翻转课堂的混合式教学模式构建

翻转课堂使学生在课外借助于教师创建的视频或开放网络资源完成知识的建构，课堂上则通过师生互动、生生交流协作实现知识内化。在信息技术的支持下，翻转课堂实现了知识传授与知识内化过程的颠倒，使学生通过个性化教育成为学习过程的主体，促进了学生的自主探究，有利于教育模式的改革和创新型人才的培养。

混合式教学是基于互联网技术和"建构主义"教育理论而发展起来的、结合传统教学与网络教学优势的一种新型教学模式，该教学模式能发挥教师启发、引导、监控教学过程的作用，同时能充分体现学生作为学习主体的主动性、积极性与创造性。

基于翻转课堂理念，借助"超星学习通"平台，构建基于翻转课堂的混合式教学模式，通过移动学习终端重构课堂教学，改变教学方法、整合教学内容、分层知识考核，实现了信息技术与教学工作深度融合的混合式教学改革。该教学模式通过"线上教学与线下教学相结合""翻转课堂与传统教学模式相结合""理论学习与实践学习相结合"开展教学工作，并尝试将其用于中西医结合妇产科学的教学当中，充分发挥"学生主体、教师引导"的作用，激发学生学习的主动性、积极性与创造性，全面提升教学质量，获得良好的教学成果。

（1）线上教学与线下教学相结合

信息化时代，获取知识的渠道多种多样，针对书本知识单一的"传递—接受"式课堂教学模式已经不能满足当前的教和学需求。在线下教学基础上，充分利用互联网丰富的教学资源，构建基于超星"学习通"学习平台的混合式教学模式，将线上教学与线下教学结合，使学生在教师的引导、启发和监督下，利用"学习通"和线下课堂的优势高效率地完成课程学习任务。

（2）翻转课堂与传统教学模式相结合

在传统的中西医结合妇产科教学过程中，学生的课前预习的学习目的和重点不明确，没有教师的监管与指导，预习无法达到预期效果；而课堂中的学习属于被动的接收知识，课堂学习、课前预习没有实现有效链接，最终导致了课后学习障碍，无法达到预期的教学质量。

翻转课堂，学生课前利用各种有效途径、渠道完成知识的自主学习，利用课堂时间教师与学生、学生与学生之间进行互动交流、答疑、解惑等。在翻转课堂上，教师和学生的角色发生了翻转，以学生为主体，教师的任务是解惑和引导。学生在学习内容规划、学习节奏、知识获取途径等方面具有高度自主性，满足了学生个性化的需求，从而让学生通过实践活动更有效率地学习知识和技能。例如，课程教学通过"学生自主学习→录像示范→临床观摩→教师带教→学生补充学习"的教学模式；实训课、临床实践课由教师主讲的传统模式改变为以学生主讲，教师与学生、学生与学生互动加强的"反转实习课"的教学模式，可大大提高学生的学习效率。

（3）理论学习与实践学习相结合

通过校内实践教学及多种形式的社会实践活动、青年志愿服务活动等，使学生们专业思想在潜移默化、润物无声的情感陶冶、思想感化、价值认同等方面得到洗礼。社会实践中，社会可以利用高等教育的优势资源，医学生也可以与社会更频繁、更密切地接触，从而培养强烈的社会责任感和医者情怀，稳固专业思想；医学是一门实践科学，实践过程使前期所学理论知识得到更好的应用、升华。

2. 基于翻转课堂的混合式教学模式在《中西医结合妇产科学》中的应用

（1）建立网络平台，拓展教学空间

建立超星"学习通"《中西医结合妇产科学》网络学习平台，利用网络拓展教学空间。平台主要包含教学资料、知识测试、互动讨论、学情统计等功能系统。教学资源部分为方便学生自主学习而设，内容包括课程的学习目的、学习大纲、教学课件、教学视频等有关教学资源；知识测试部分对应章节内容设置测试题目，以巩固所学知识；互动讨论部分为进一步加强师生交流而设，通过师生之间自由讨论、有针对性地一对一释疑解惑，教师引导学生去探索和发现建构知识的意义；学情统计部分，直观显示学生学习进度及测试完成情况，便于教师及时了解学情，调整教学策略。

线上教学与线下教学相结合的教学模式以在总论部分应用为主，现以在"女性特殊生理"教学内容中的运用为例（见图2-11）：①教师归纳和梳理知识点，上传教学资料包括相应课件、测试题目及答案；②引用优质教学资源，比如"中国大学慕课""超星平台公开课"相应章节的名师教学视频；③教师根据教学内容发布课程作业及讨论题目；④学生自主学习，完成线上布置作业、参与专题讨论；⑤利用学习通的辅助功能完成批改作业，超星成绩统计系统自动显示每道题的正确率及每个同学的作答情况。教师可针对作业中出现的问题、讨论中存疑的知识点及个性化问题，进行线下重点讲解。

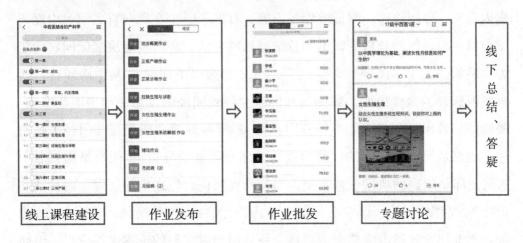

图2-11　线上线下相结合的教学模式应用举例

（2）整合教学资源，开展翻转课堂

教师整合教学资源，提供有效方法，学生根据自己的时间与知识基础，灵活运用学习策略实现个体化认知模式，从被动听课转为主动学习，在课堂前学习视频或课件相关内容，可以利用碎片化时间对学习重点与难点反复地进行观看、学习，实现知识的内化；而在后期的课堂中，学生与学生或教师一起探讨课前学习中遇到的问题与难点，以学生讲述为主，教师诱导、启发、提问为辅，逆转传统的以教师讲授、学生被动听课的教学方法。

在翻转课堂中教师还可以通过真实的观察与提问了解学生对知识掌握的深度与宽度，进行针对性的讲解与个性化辅导，提高学生学习新知识的内化率，从而准确地达到预期教学效果。在时空上表现为由教师课上讲、学生课下学转变为课前学生自主学习、课堂上提问、释疑的交互学习方式，实现了以教师讲课为中心转变为以学生自主学习为中心的反转。

翻转课堂与传统教学相结合的模式以在各论部分应用为主，现以在"闭经"教学内容中的运用为例：①课前准备。每自然班48名学生分为6个小组，每组8人。课前一周要求学生认真学习教师提供的学习素材，并鼓励其通过相关网络资源，利用检索工具进行知识拓展。在自主学习过程中，学生遇到问题应及时向教师提出。各组学生在教师的指导下形成讨论稿。教师将需要掌握的知识内容分解，要求所分解问题既清晰易懂，又涵盖了疾病概念、病因病机、鉴别诊断、辨证治疗等内容，有助于学生在课前自主学习中逐渐学会对学习资料的分析、归纳、总结等思维方法，提高其解决临床问题的能力。例如，关于"闭经"教学内容，可分解为以下问题："从中医辨证、西医病因病理的角度出发，哪些病理因素会导致闭经的发生（如中医学血虚、痰浊等，西医学卵巢因素、子宫因素等）；哪些脏腑功能失调与闭经关系密切（建议从肝、肾、脾的生理功能与病理变化着手分析）；能否举出知名中医医案印证闭经的典型证候类型（如气滞血瘀证、气血虚弱证等）的诊断和治疗"。②课堂讨论。课堂上，每次每组学生实施发言轮换制，时长5~6分钟。要求规定时间内清楚表达观点，并且用相对完整的论据支撑论点。组间讨论时，其他组的同学对于发言组同学的观点应提出有针对性的质疑，推进讨论内容的不断深入与扩展。在学生充分表达观点后，教师引导性的进行总结，通过这样的教学形式，学生既巩固了基础理论、基本技能的知识，又提升了全面掌握中西医理论体系的能力。③成绩评定。以百分制记录教学实践成绩。课堂讨论结束后，教师为6个小组分别布置一则难度类似的病例分析题。要求学生在 10 分钟内以书面形式完成西医诊断、实验室检查结果的临床意义、中医证候类型的诊断、辩证分析、治法、方药等，占总成绩的 40%。教师对学生课前自主学习情况、小组合作情况、课堂表现、课后提交作业情况等方面综合评价，占总成绩 60%。

（3）实施评价机制，形成有效反馈

教学质量评估方式具有引导、激励、调控教学工作的作用，对于持续推进教学质量改革、提高教学水平具有重要意义。线上教学与线下教学相结合、翻转课堂与传统教学相结合、理论教学与实践教学相结合的混合式教学模式，以及中西医结合课程的自身特点决定了以形成性评价为主、阶段性评价为辅的多元评价体系，才可能有效地评估该课程教学质量。由于线上学习及翻转课堂的学习方式及内容主要是依靠学生独立、自主完成，因此它的考评必须涉及学生自主学习的全部内容，包括自主学习的时间安排是否合理、学习进度是否正常、在课堂讨论中是否积极参与及获得的成果情况等。期末成绩以形成性评价占比 30%，考试成绩占比 70%，综合两项评价方式给予最终的评价分数。

3. 文化育人理念在《中西医结合妇产科学》教学中的应用

中西医结合妇产科学是医学课程的一个分支。作为中医药高等院校，在教育教学工作中，既要做好专业课程教育，也要注重做好中医药学文化的传承和创新工作，教育中要贯彻"以文化人、以文育人"的理念，将文化教育渗透到整个教育过程中，深入推进文化育人，弘扬中华优秀传统文化，培育民族精神。

（1）将文化融入课堂教学

将优秀的传统文化渗透到课堂教学中，同时充分借鉴优秀中华文化，创新和改革教学方法和教学手段，如在中西医结合妇产科学各论篇，教学过程中可引入历代名医名家案例，学生从中既学习其精湛的医术，又常被其高尚的医德所折服。

（2）将文化融入实践教学

在中西医结合妇产科学实践教学过程中，充分地使优秀中医药文化知识与临床实践活动融合，学生通过跟名师名医随诊学习，感受中医药文化的博大精深，树立中医学生正确的文化观。

（3）将文化融入校园生活

鼓励学生参与丰富多彩的校园文化活动，比如传统文化知识竞赛、文化论坛交流等活动，潜移默化地影响学生。

[本部分为山西中医药大学科技创新能力培育计划项目基于"治未病"思想的中医药文化育人路径研究（课题号：2019PY-5-05）、山西中医药大学教学改革创新项目基于翻转课堂的混合式教学模式在《中西医结合妇产科学》中的探索与实践的阶段性研究成果]

（曹　娟）

参考文献

[1] 郝文武 . 百年大计 教育为本 教育大计 教师为本——中国共产党关于教师和教师教育思想的百年发展和实践 [J]. 当代教师教育, 2018, 11（1）: 9-17.

[2] 习近平 . 把思想政治工作贯穿教育教学全过程 [N]. 人民日报, 2016-12-08（01）.

[3] 汪幼琴 . 西方医患伦理思想的演变 [J]. 中国医学伦理学, 2006, 19（3）: 112-113.

[4] 丛钊 . 将医学人文思政教育融入医学英语课程的途径 [J]. 吉林医药学院学报, 2019, 40（02）: 159-160.

第三章　慕课教学模式

2020 年，新冠肺炎疫情影响全球，也深刻影响着教育教学，为应对这一危机，我国政府做出了"停课不停教、停课不停学"的决定，和全国师生一起开展了一场史无前例的大规模在线教育，基本实现了在线教学与课堂教学的实质等效。慕课在其中发挥了重要作用。

第一节　慕课教学模式概述

一、慕课内涵

慕课（Massive Open Online Course，MOOC）即大规模网络开放课程，是指整合国内外一流大学的优质教育资源，对公众开放，提供教学资源，提供教学指导并进行互动交流的平台。第一个字母"M"表示 Massive（大规模），既指参与学习的人数多、规模大，也指课程活动范围广；第二个字母"O"表示 Open（开放）：指任何国籍的学习者只需要一个邮箱即可注册参与自己感兴趣的课程的学习，并且可创造浓厚的学习氛围；第三个字母"O"代表 Online（在线），指在网上完成课程的学习，只需要有上网的条件和设备，随时随地都可以利用线上学习系统，自我管理学习进度，参与学习活动；第四个字母"C"即 Course 的首字母，指所开设的 MOOC 课程。这一课程指具有自身特色的 MOOC 课程，其有别于传统公开课，也不同于网站上的学习软件或者在线应用。MOOC 研究是对开放教育资源流动及 MOOC 价值取向的共同研究。

MOOC 是"互联网 + 教育"的产物。清华大学李曼丽教授曾提道，"全球范围教育史上，没有一个事件在这么短的时间内引起广泛关注及迅速行动"。

MOOC 是伴随互联网、信息技术的高速发展，及其在教育领域的推广应用而新近产生的，是一种新型的知识交流模式，打破了课堂的"教"与"学"受时间、地点限制的传统的教学模式。MOOC 是将授课教师的课堂录像和课程材料上传到网络课程平台，由不同学校和教师在其平台发布的大规模课程群，学员在网络平台上随时随地可以开展课程学习及师生互动，课程信息开放、透明，学员可以自由选择课程。

MOOC 与之前网络课程的区别，是教师严格按照教学进度，在线组织、实施、管理教学过程；学校优化教育资源，降低教育成本，提升服务学生和社会的能力，互联网技术提供更丰富的学习服务和大数据分析；采用公共服务平台，支持校际课程认定或学分认定。MOOC 不是单一的、静态的一门课，而是从线下课程设计开始，到线上教学过程结束的动态全程。此种课程包括设计观念、教学内容编排、教学进度管理、教学中的互动、教学效果考评、学习效果评价等很多方面。大数据分析是 MOOC"在线学习"功能的重要表现。例如，麻省理工学院投资 20 万美元用于数据表征并开发"电路与电子"课程，以探索和发现更合适的在线教学内容、学习对象和教学方法。

MOOC 具有明显不同于传统教学模式的特点。正是由于这些新功能，MOOC 在信息时代的背景下形成了自我发展的优势，成为独特的教学模式，改变了人们的学习方式。MOOC 具有大规模、开放、免费、个性化、地域独立、网络化教学等特点。"大规模""开放"和"在线学习"被认为是 MOOC 最明显的特征。

MOOC 结合了在线媒体的特点，显示出规模化、开放性、在线性和课程完整性的特征。开放性是双向的，不但是学习形式的开放性，教学形式也具有开放性。教学模式的开放性在于它的教育理念。其开放性表现在其受到全社会、同行业、各类教育工作者的检验和监督[1]。MOOC 的开放性也导致了不同学习者在课程参与和课程贡献上的显著差异，学习者的参与程度可以分为潜在学习者、更活跃的学习者和非常活跃的学习者。

"MOOC 与传统教学模式相比，'在线教学'特征已经形成了巨大的颠覆性优势，对提高我国高等教育的质量和水平具有重要意义[2]。"进入后疫情时代，慕课对于中国教育高质量发展新阶段具有重要意义，慕课将构建全民终身学习体系。

二、慕课起源

国外开放教育资源（Open Educational Resourse，OER）运动是 MOOC 兴起的缘由。MOOC 的最初起源可以追溯到诞生于 150 多年前的英国远程教育（distance education）。在线教育（online education）随着网络技术的发展而出现。21 世纪初，麻省理工学院（MIT）的"开放课件"（open course ware，OCW）开始使用，拉开了开放教育（open education）的序幕。MIT 于 2001 年宣布将其所有课程都在线，并进一步正式启动开放课程计划，此举引发了全球 OER 运动，这是世界高等教育领域首次基于网络进行大规模优质资源免费开放共享实践，是教育平等理念中开放性诉求的集中体现。2002 年，联合国教科文组织正式提出"开放教育资源"一名。2003 年起，继麻省理工学院后，哈佛大学、卡内基梅隆大学、斯坦福大学等纷纷推出开放式课程项目。继之，美国、加拿大、墨西哥、英国、法国、日本、土耳其等国也相继推出本土化的 OCW 网站和开放式课程。2002 年，我国启动"国家精品课程建设"，其包含于高等教育质量工程之中。该建设项目以专业基础课为重点，设立各学科、专业"校 – 省 – 国家"三个级别的精品课程体系，弥补了我国目前教学资源相对不足的局面。2005 年，国际开放课程联盟成立（Open Course Ware Consortium，OCWC），给全球高校和机构提供了优秀的对接平台，将更多的机构和个人纳入开放教育运动中。

2007 年来自美国、加拿大的网络课程 Intro to open education（INST7150）和 Media and open education（EC&I831）是 MOOC 的思想和技术上的前身。2008 年，戴夫·科米尔（Dave Cormier）（加拿大爱德华王子岛大学（University of Prince Edward Island）和布莱恩·亚历山大（Bryan Alexander）（国家人文教育技术应用研究院高级研究院）共同提出 MOOC 一词。他们把乔治·西蒙思（George Siemens，阿萨巴斯卡大学技术增强知识研究所副主任）与斯蒂芬·道恩斯（Stephen Downes，国家研究委员会高级研究员）设计和领导的在线课程"关联主义和关联知识（Connectivism and Connective Knowledge）"称为 MOOC。

三、慕课发展

1. MOOC 创建阶段

2005 年，基于互联网环境的连通主义学习理念首先由加拿大曼尼托罗大学的乔治·西蒙斯在所发表的期刊论文中提出。他认为学习是通过非正式关系形成的网络而促成的，学习要随着网络化与动态化知识流而改变，不能仅仅局限于传统的静态知识学习 [3]。同年，加拿大国家研究理事会的斯蒂芬·道恩斯也提出了"连通知识作为连通主义认识论"的观点。他还为连通主义知识总结了"开放性、自治性、交互性、多样性"四个特征 [4]。

2008 年乔治·西蒙斯与斯蒂芬·道恩斯在曼尼托罗大学一起开设了名为"连通主义与连通性知识"的课程，创建了"基于连通主义学习理念"。所有课程内容在 RSS（Really Simple Syndication，即简易信息聚合）上，它是用以汇总经常发布更新数据的网站。用户通常可以在时效上更快获得信息，得到最新的更新数据。当时在用的一些网络（例如 facebook、wiki 网、博客论坛）被 RSS 用来吸引学生，学习者通过这些网络可以和异地学习同伴进行交流讨论，提高学习主动性。最终，来自世界各地的 2200 多名线上学习者被吸引来参加这门课程学习，其中的 180 人开通了博客，用以完成这门课程的讨论。同年，戴夫·科米尔和布莱恩·亚历山大提出 MOOC 这一术语，他们两人分别就职于加拿大爱德华王子岛大学和国家通识教育技术应用研究院。他们的观点是：MOOC 是一种课程资源放置在网络上的课程。这种学习形式更加有效的条件是课程开放状态下的大规模的学习者的参与。MOOC 不仅仅将学习内容和学习者连接起来，而且会通过共同话题或某一领域的讨论将教师和学习者关联。

根据道恩斯的统计，从 2008 年开始到 2011 年，一共有 10 门 MOOC 课程开设。这 10 门课程分别为：（1）Connectivism and Connective Knowledge；（2）Connect Your PLN Lab；（3）Connectivism and Connective Knowledge；

（4）PLE Networks and Knowledge；（5）Connectivism and Connective Knowledge；（6）Learning and Knowledge，（7）Mobile Learning；（8）Digital Storytelling；（9）Online Learning Today and Tomorrow；（10）Change：Education，Learning and Technology。cMOOC（Connective MOOC）是基于连通主义学习理念下的 MOOC。这 10 门 MOOC 是典型的 cMOOC 课程。由于这类课程对学习者要求过高，因此只有相关的专家或者专家团队制作了 cMOOC 课程，他们没有像 Coursera 平台那样与高校合作，走商业化道路，而推广到世界各地。虽然，cMOOC 没有像后来发展起来的 MOOC 那样影响深远，但连通主义学习理念以及其对应的教学模式对后来 MOOC 的快速发展起到了推波助澜的作用。

2011 年秋，来自全球各地的 16 万人注册了塞巴斯蒂安·特伦（Sebastian Thrun）和彼得·诺维格（Peter Norvig）教授（就职斯坦福大学）联合开设的"人工智能导论"网络开放课程（MOOC），至此 MOOC 发展取得重要突破。来自 190 个国家的 16 万学习者注册了课程，并开展了学习。课程的成功直接促使特龙于 2012 年走出"象牙塔"，并且与大卫·史蒂芬斯（David Stavens）以及迈克尔·索科尔斯基（Micheal Sokolsky）一起创办了营利性在线课程供应平台 Udacity。并首先推出了两门为期两周，分别关于机器人车编程和建立搜索引擎的 MOOC，成功吸引了 6.5 万学习者注册参与。课程影响力增大以后，MOOC 平台 Udacity 应运而生，2012 年春天，在斯坦福大学正式上线。同年，美国相继创建了 Coursera 和 edXMOOC 平台。随后，意大利、墨西哥、印度、泰国等都推出了自己本国的平台。因此，短时间内很快形成了世界各国的 MOOC 平台。

2011 年底，斯坦福大学也将 3 门课程免费放到了网上，其中吴恩达教授（Andrew Ng）的"机器学习"（Machine Learning）吸引了来自世界各地的 10 万学习者。同特龙一样，吴恩达也看到了这种课程模式的前景，促使他在 2012 年与达芙妮·科勒（Daphne Koller）创立 Coursera 公司。他们在获得投资后，与宾夕法尼亚大学、斯坦福大学、普林斯顿大学以及密歇根大学达成了合作意向。到当年 7 月，Coursera 的合作伙伴增加到 16 个。而截至目前，已经有包括台湾大学和香港科技大学等在内的 118 个研究机构和大学与 Coursera 携手奋进。同样是 2011 年年底，edX 的前身 MITx 开始启动实施。MITx 让在线学生进入模拟实验室，与教授和其他参与者进行互动，并且学业完成后能够得到正式的证书。

2012 年秋，哈佛大学加入进来，合作组建了"旨在以开放与免费的形式向大众提供优秀在线课程"的非营利机构 edX。之后，伯克利大学和得克萨斯大学加入队伍。其中，伯克利大学负责提供平台和技术上的支持。

美国 MOOC 的"三驾马车（edX、Coursera、Udacity）"各自成立之后，便开始了各自的融资与扩张，尤其是作为营利性机构的前两者。平台上涉及诸多领域的 MOOC 课程陆续上线，一时间，MOOC 像风暴一样席卷全球，并随之演绎出不同形式，如 cMOOCs，xMOOCs，PMOOC（个性化公播课），SPOC（私播课），DLMOOC（深度学习公播课），MOOL（大众开放在线实验室），Meta-MOOC（超级公播课），MobiMOOC（移动公播课），MOOR（大众开放在线研究课），DOCC（分布式开放协作课），PostMOOCs 等。cMOOCs 提供了一个用以探索传统课堂教学之外的新型教学法的平台。该平台以学习者为中心开展教学，学习者互相学习。该类 MOOC 倡导者多是高等教育中的激进分子。与此相反，斯坦福大学的 xMOOCs（content-based MOOCs）基于行为主义理论，是基于内容的课程学习。xMOOCs 采用"讲授和练习"的教学方法，会制作准备讲解视频及一些测试、测验题。xMOOCs 是 MOOC 教育机构已经实践过的教学模式在网络空间的拓展。受斯坦福 MOOC 试验影响，涌现出了很多 xMOOCs 运行平台。cMOOCs 没能够推广普及，主要是由于其在知识传授方面的效率不如 xMOOCs。

截至 2017 年年底，全球已经约有 94,000 个 MOOC。

2. MOOC 代表性平台

（1）edX

MIT 和美国哈佛大学创立了一个非营利性 MOOC 平台，即 edX。该平台涉及的课程类别囊括计算机科学、人工智能、工程、法律、历史、社会科学、公共卫生和等领域。到 2013 年 9 月初，哈佛大学、MIT、康奈尔大学、华盛顿大学、波士顿大学、加州大学伯克利分校、得克萨斯大学、乔治城大学、卫斯理学院、莱斯大学、伯克利音乐学院、大卫森学院、加拿大的麦吉尔大学和多伦多大学、德国慕尼黑理工大学、荷兰代尔夫特理工大学、比利时鲁汶大学、瑞士联邦理工学院洛桑分校、瑞典卡罗林斯卡学院、澳大利亚的国立大学、昆士兰大学、印度理工学院孟买分校、韩国首尔国立大学、日本京都大学、中国香港大学、香港科技大学、北京大学、清华大学等 28 所世界各地的顶尖高校都参与了 edX 的建设。每个学校都有各自的主页面，分别以"学校名称 +X"命名，例如 HavardX。2013 年 5 月 21 日，包括北京大学、清华大学 6 所亚洲名校在内的新增 15 所高校建立了 edX 在线课程项目。

（2）Udacity

2011 年秋天，已经有 16 万人注册了史朗博士的"人工智能入门"网络课程。2012 年，大卫·史蒂芬斯（David Stavens）、塞巴斯蒂安·特伦和迈克尔·索科尔斯基共同创办了 Udacity。早在 Udacity 课程注重实际应用。例如，教你"如何建立一个博客"及"如何构造一个网络浏览器"。其所涉及的课程仅限于最初创立时就有的数学和计算机科学。Udacity 课依据教学水平选择教师，课程内容由老师自行设计或与微软、Google 等公司共同设计，让学生获得更好的职业发展能力。

（3）Coursera

Coursera 是"Course Era"的缩写，意为"课程时代"。2012 年 4 月，由于 Kleiner Perkins Caufield & Byer 和 New Enterprise Associates 风险投资公司投注了 1600 万美元，加州斯坦福大学的计算机科学教师 Andrew Ng 和 Daphne Koller 创立了 Coursera。2013 年 9 月时，该公司已注册学生超过 469 万。17 个国家或地区的 87 家教育机构创建了 442 门课程。这些国家和地区主要是中国、美国、英国、西班牙、加拿大、德国、荷兰、罗马、丹麦、瑞士、法国、墨西哥、澳大利亚、以色列、新加坡等。每门课的课时数因课程难度，一般会开设 4 ~ 14 周。学员在网上注册报名后，可以观看视频课程，完成课后作业并进行阶段测试等。网上学习时，同学之间可以互动，可以讨论问题。学生们会按照北美校园通行的诚信守则（Honor Code）的要求完成考试。2013 年，Coursera 旗下 5 门网络课程的学分由美国教育委员会（ACE CREDIT）官方认可。同时，学校允许学生把在 Coursera 平台上获得的课程学分转换为其在大学里的相应学分。2013 年 7 月 8 日，上海交通大学加盟 Coursera，成为加入平台的第一所中国内地高校。随后，复旦大学、北京大学分别与 Coursera 达成合作意向，成为其合作伙伴，并向其免费提供中文或英文教学的在线课程。受到全球知名学校纷纷加入 MOOC 平台的影响，为了扩大中国高校在世界高等教育中的影响力，中国高校提供中文课程，也以参与者身份加入其中，建设课程的同时，也在观察 MOOC 教学模式的开展情况，学习、总结经验。

（4）Future Learn

Future Learn 有限公司是英国开放大学拥有的私营公司，创立了 Future Learn 平台。该平台有开放大学远程教育和开放学习领域建设过程中取得的成功经验，在此基础上，平台建立了新的运行机制，并向全世界学习者开放。将移动技术及社会性网站应用到平台中。该平台更多地结合了外部教育资源。大英博物馆、英国文化委员会、大英图书馆等均为其合作伙伴。第一批课程于 2013 年 9 月中旬开设。主要涉及计算机和信息技术、环境和可持续发展、社会科学、文学、心理、历史、市场以及体育等领域。2013 年 7 月时已经有 140 多个国家的学习者在网站上获得了第一批课程的开课通知。

3. MOOC 发展小高潮期

发展到 2011 年，MOOC 已经达到了一个小高潮。课程建设者可以根据主题设定课程长度及讨论主题；MOOC 教师多为来自不同国家和地区的一个教师团队或者专家小组。

2012 年进入教育现代化关键时期。随着世界 MOOC 元年的到来，大型非营利性组织和顶尖大学全面进入 MOOC 建设。从 2008 年加拿大曼尼托巴大学（University of Manitoba）开设第一门 MOOC 到 2012 年之 MOOC 元年，短短 4 年，MOOC 就从一门地方大学的普通课程发展为风靡全球的在线教学形式 [5]。MOOC 在走过了如井喷式发展的 2012 年、2013 年后，并没有停下向前的脚步。

4. MOOC 多元化变体

受到 MOOC 启发，超级公播课（Meta-MOOC）、深度学习公播课（Deep Learning MOOC，DLMOOC）、大众开放在线实验室（Massive Open Online Labs，MOOL）等相继衍变而生 [6]。为改善其不足，创立了如下几门课程：移动公播课（MobiMOOC），分布式开放协作课（Distributed Open Collaborative Course，DOCC）用以针对协作式学习不足，个性化公播课（Personalized MOOC，PMOOC）可以克服个性化学习的缺点，建构性、创造性不足的课程可以采用大众开放在线研究（Massive Open Online Research，MOOR），小规模限制型课程（Small and Private Online Courses，SPOC）用以小规模非全面公开。虽然，他们都饱有 MOOC 在线、共享的特点，又具有各自独特之处，都可作为 MOOC 的新形式。这些新形式或者昙花一现，或者在小范围得到应用。

2013 年 6 月，斯坦福大学教授基思·德夫林在 Coursera 上连续主讲了两轮"数学思维"课程后，在网上发表了一篇名随笔，内容为"MOOR 永存而 MOOC 将亡"，引发了业内诸多反思。罗伯特·略教授（哈佛大学在线实验学术委员会主席）提到 MOOC 仅能代表在线教育的初始形态，随着发展，目前已经进入了"后 MOOC"时期。阿曼多·福克斯（Armando Fox）教授（加州大学伯克利分校 MOOC 实验室主任），摒弃大规模、开放性两个核心原则，率先提出 SPOC（Small，Private Online Courses，私播课）的概念 [7]。这种课程作为 MOOC 补充形式，可以增加教师效能，增多学生收获。这个模式又可称之为"小规模限制型课程"，另外 SPOC 不同于其他 MOOC 形式，其可以在一定范围产生持续性影响。

5. MOOC 教学模式

传统教学与 MOOCs 教学模式的根本区别在于教学方法上改变。MOOC 打破了传统教学模式中时间、空间和受众的局限性，形成了新型教学互动模式。在这种模式下，教学设计、行为，学习行为和教学评估都呈现出新的状态、特点和要求。

在 MOOC 运行方式方面，孙念和张有振认为 MOOC 在教与学的过程中表现的相互关系，是由"教师评价、学生互评和学生反馈"体现的。它通过三个渠道进行：邮件、公共论坛和课程讨论区。这种方法改变了教师主导的传统教学模式，而使学生成为学习主体。由于不能面对面交流，教师有时难以发挥指导作用，学生失去了实际交流机会[4]。李清和王涛在MOOC教学中提出了四个原则：①收集大量知识放到教学平台上，供学习者按需选择，做到了"融合性"原则。②可以将教师和学习者分别拥有的学习资源整合在一起，达到了"混合性"。③转让原则为课程中学生可在原有基础上进行创新。④世界各地学习者可以共用学习资源，设课教师可以便捷地随时汇总一些有价值的知识，从而达到学生、教师共同享有[1]。

微型视频课被简称为"微课"，该课程采用视频形式进行课程内容传授，围绕知识点并结合重点、难点进行教学资源、教学过程的有机结合。其核心即微视频（时间一般为 6～10 分钟，最长不超过 15 分钟）。视频录制有教案、课件、习题和课后反思等内容。微课保留了传统教学具有教学教案、课件、设计、反思等内容的特点，又在此基础上有所发展。微课的制作及其质量对MOOC发展起了重要的作用。微课质量的重中之重即为微课的教学设计[8]。

6. MOOC 发展优势

（1）顺应社会发展需求

我们一直提倡终身学习。终身学习就涉及各个年龄段的学习者，其亦可成为全民学习。全民学习、终身学习所面对的学习者多元化、大规模。同时，他们的学习目的、方式又会有差异性。依托传统的校园教学模式很难实现全民终身学习。因此，近年来发展起来的MOOC教学方式无疑是一个很好选择。近年来，中国很多城市都在努力成为学习型城市，众多成年学生的学习任务一般由当地的开放大学承担，MOOC凭借其自身优势将成为一种适合于大多数学习者的有效教学方式，并能完成学习型城市建设过程中所开设课程与学历教育课程互通建成任务。

（2）开放大学建设的教学模式

世界各大MOOC平台，都在技术和工具、课程建设指导、市场宣传和推广等方面努力下功夫，提高水平和质量，在努力"筑巢引凤"，以吸引世界顶尖大学教授们到平台上课。目前处于 Internet 高速、便捷的时代，如果 MOOC 能够做到课程充足丰富、教学活动与学习评价够好，那么开放大学（例如，广播电视大学）完全可以挑选相应的 MOOC 课程加到自己的课程体系，没有必要再做重复性建设。这即为全球本地化（Glocalize）概念。由于发达的互联网技术、专业化团队的运营以及世界各地名校的引领，MOOC 正在受到世界各地的广泛关注。结合全球化的推动力，以及本地化的拉动力，MOOC 可以作为一种课程资源和教学模式进行选择，用以解决开放性大学不重复建设的问题，但是 MOOC 并不能解决开放大学建设的一切问题。

7. MOOC 发展挑战

学习者的多学科和分散性 MOOC 难以实现和谐与协调。知识的差异背景和文化也会造成沟通困难，因此 MOOC 课程建设者必须具有扎实的知识基础、出色的组织能力和协调能力[1]。王英杰等认为，MOOC 有其自身固有的多重矛盾：①教学模式的开放性与目标受众封闭性（每门课程的设置是针对一定程度的学习群体）之间的矛盾。② MOOC 自组织与小组学习的组织之间存在着内在矛盾，即学生自发选择课程和班级，而老师自发选择 MOOC 课程。这使得 MOOC 教学组织和课程体系陷入无组织状态[9]。朱庆峰也相信 MOOC 的内在矛盾导致 MOOC 危机的合并。矛盾的形式主要体现在 MOOC 的自组织与组织之间的矛盾，MOOC 的高度自治和高退出率之间的矛盾，MOOC 的功利主义和道德伦理冲突之间的矛盾，MOOC 的文化与民族之间的矛盾[10]。

从有了 MOOC 教学模式开始，研究人员对 MOOC 教学模式的发展和特点，"教学"与"学习"之间的互动关系，教学模式的影响进行了大量研究。应该发现，对 MOOC 的研究还存在一些不足。主要有三个方面：①改进策略研究不足。在改进策略设计中，缺乏对设计内容的可操作性探索，使其难以实施；大多数设计解决方案只是对现有问题的补充，而缺乏创新。②没有关于 MOOC 研究的实证分析。在对 MOOC 的研究中，大多数是基于理论或仅基于 MOOC 的某些特征或现象，而缺乏对一门课程或一系列课程的深入分析，缺乏科学的定量分析，使研究的说服力不足。③对 MOOC 研究没有理性思考。大多数研究是对 MOOC 的疯狂追求，并且对 MOOC 的教学模式没有疑问。因此，研究者也许可以在上述三个问题上对 MOOC 教学模式进行研究和创新。

MOOC 虽然优于传统教育，但 MOOC 仍然存在一定的问题，例如辍学率更高，课程没有完成，评估无效，互联网设施问题，硬件要求高，存在语言问题，缺乏数字素养以及缺乏个性化指导。但是，由于它的优势，这一代人不能忽视它，因为它有助于人力的专业发展和进修课程（RC）。若将其与未来联系起来，便会随着职业发展和晋升而使生产力更高的人员得到提升[11]。

（1）资源配置及有效交流互动

线上教学资源配置、学生与教师及时有效互动交流等[12]方面欠缺。李华娟在"教学"与"学习"之间相互作用的研究中，突出了 MOOC 教学中情感教学的不足，表现为：①教学设计理念中知识转移与情感关怀的不平衡。②在设计过程中，MOOC 更注重学生知识和能力的增长，却忽视了学习者的个性和精神的培养，即实现师生之间的情感交流是困难的。③现实中缺乏互动[13]。

（2）教学质量及完成率

目前，MOOC 缺乏行之有效的质量保证机制。一般是由师生共同评价的排行榜对讲授课程质量高低进行评估[14]。这种方法一方面可以使课程在建设中获得建议，并有针对性地进行改善；另一方面可以淘汰一些评价很差的课程。对 MOOC 来说，最主要的质量保证和提高是来自于申请注册学习的学员对课程的认真、坚持学习及深入地、切合实际地思考。

学习过程中的中途退出率和学习进度统计是应该成为 MOOC 首要考虑的重要问题。以下是一些平台上开设的 MOOC 课程高退出率的实例：① Meyer 在一次报告中提到斯坦福大学、麻省理工学院和加州大学伯克利分校建设 MOOC 的退出率高达 80%，甚至能达到 95%[15]；② Coursera 平台上开设的软件工程课程，虽然有 5 万名加州大学伯克利分校的学生进行了选课，但仅有 7% 的学生坚持上完了全部课程，课程完成率非常低；③对于社会网络分析课程，只有 2% 的参与者获得了基本证书，0.17% 的参与者获得了高层次编程的杰出表现证书。课程开设的目的是让更多不同层次的学习者能够通过平台课程开放共享的方式，从知名高校教授那里免费获得高质量的课程，但是，课程开设过程中的高退出率，应该受到关注。课程建立者应该找到学生中途退课的时段和主要原因，对帮助提高 MOOC 学习者的持续性将会非常有帮助。

Conijn R 开展了一项研究，分析了 MOOC 的活动频率[16]。研究的目的在于确定如何使用大量 MOOC 数据的不同度量来确定 MOOC 的改进点。MOOC 背景下，学生绩效通常被定义为课程结业。但是，学生可能有完成 MOOC 之外的其他学习目标。因此，将学生表现定义为获得个人学习目标。例如，Henderikx M A 发表的文章中提到尽管 2123 名 MOOC 学生中只有 2% 完成了 MOOC，但 91 名学习过的学生中有 51% 达到了学习目标。Henderikx M A 等人的研究表明 5.6%~6.5% 的学生完成了 MOOC，而 59%~70% 的学生完成了学习目标[17]。

有研究者在研究生水平的混合 MOOC 中研究了一个学生的子样本，这些学生以在校课程完成为学习目标。使用相关性、多元回归和过程挖掘对汇总的活动频率，特定课程项目频率和活动顺序进行分析，以预测学生表现。学生中，大多数开始和结束了至少一半的视频，完成了至少一半的测验，阅读了一半的教学资源。上平均（中位数）的学生完成了 47 个视频中的 46 个，通过了九个评分测验中的七个，并阅读六个资源中的五个。测验成绩相对较高：平均高于 8 分（满分 10 分）。一种解释可能是学生需要 8 分才能通过测验，并且可以尝试多次测验以提高成绩。几乎一半的学生完成并复习了可选的同行复习作业（分别为 43 和 44）。MOOC 活动频率与在校课程中的期末考试成绩之间进行了相关分析。MOOC 并未涵盖期末考试的所有主题。尽管如此，所有活动都与期末考试显得相关。所有汇总的 MOOC 活动频率均与校内考试成绩呈正相关。总地来说，65% 的特定课程项目显示与期末考试成绩显得相关。与未通过考试的学生相比，通过课程的学生将学习时间延长了几天。在通过和失败的学生之间，MOOC 的活动顺序几乎没有差异。结果是与课程评估相结合，以确定 MOOC 的改进点。

Wang 等人采用在线调查表（N=638）对安徽农业大学的 MOOC 参与者进行了调查 [18]。使用结构方程建模来分析参与者的自我报告的 MOOC 学习经验和成果，并验证假设的实现方法以提高 MOOC 学习成绩。根据统计分析，发现改善 MOOC 学习成绩的方式如下：学习态度以及行为控制会影响学习行为；学习态度和行为直接决定学习成绩。应该从如下四方面改善 MOOC 教学：①提高课程实用性，实行差异化教学；②大学应采取措施培训学生的自我学习管理能力，以便学生能够锻炼自己的学习能力，在学习过程中及时制订学习计划，以实现自律和自我监控；③从学校的最高层到每个学习者，都应该执行 MOOC 意识流程。学校可以构建教材的主体并提供平台，以提高学生对 MOOC 的认识；④完善在线平台功能，丰富交流互动手段。有效教学干预可以改善学习者的行为，因此教师需要随时了解正在讨论的主题，以便他们可以调整未来的教学方法以满足未来的学习要求。

新图书馆学的 2405 名学生中，只有 232 名可以成功完成课程，此处的完成率转换为 9.64%，而辍学率为 90.36%。元数据课程获得了 27623 名学生的注册，获得了巨大反响，但只有占注册学生总数 5% 的学生可以完成该课程 [19]。

麻省理工学院的"电路与电子学"课程 6.002x 中，有 155000 个注册。他们来自 160 个国家 / 地区，其中美国、印度和英国占流量的大部分，哥伦比亚、西班牙、巴基斯坦、加拿大、巴西、希腊和墨西哥居其次。在这 155000 名学习者中，有 23000 人尝试了第一个问题集，其中 9000 人通过了期中考试，7157 人通过了整个课程。包括一名 15 岁的蒙古族学生在内的 340 名学生在期末考试中获得了满分，并获得了 Anant Agrawal 的认可，他非常努力地领导着现在已成为 edX 倡议的负责人。Agrawal 在麻省理工学院的新闻中发表评论时指出，尽管人流率似乎很高，但"如果以绝对值来看，这个数字与 40 人的学习人数一样多 [20]"。

（3）评价和学分

MOOC 开设团队多采用测试的方式作为课程成效的主要评价工具，测试题中会设计一些能自动得到反馈及答案的简单的题目。还有一些可能会以自由发挥的方式让学生或同行对课程进行评价。由于时间、精力的限制，很多 MOOC 依赖于同伴或同行对海量学生的大篇幅论文性作业形式进行审阅并给予一定反馈。在线学习，有时很难保证答题者完全自觉地凭借个人学习能力进行，会存在一定的不真实情况；另外大多数 MOOC 建设机构都已经决定不会像传统课程那样对在线课程予以学分认定。很多已经拥有学位的学习者选择使用 MOOC 继续学习，想学习结束后能够获得证书，以便能够向老板或者经理等展示他们有能力继续进行专业学习并胜任自己的工作。为了更好地保障公平性并使需要学分的学习者能够获得学分，Coursera 与 Pearson 测试中心一起提供个性化的考试服务。

（4）可持续性

2010 年，《全球行业分析》中指出全球的网络教学市场到 2015 年将达到 1070 亿元。然而在当时，还不是完全清楚 MOOC 模式的网络教育将如何盈利，并继续发展。

硅谷很多创业项目都是先快速建设再考虑收入来源。许多 MOOC 建设者也大多延续了这种创业模式。平台如何进行维护及运营呢？教育平台和一些 MOOC 建设者同高等教育机构一起争取到了一些渠道的经费。这些渠道主要是：①为学生开具证书收取费用，用以证明他们参与、完成了一些 MOOC 课程并且取得了优异成绩；②提供就业信息及优秀人才信息，可为求职者和招聘单位建立联系；③个人或公司提供慈善捐款。

[本部分内容为河北省第二批新工科研究与实践项目（2020GJXGK001）：新工科背景下医工交叉协同机制与教育教学模式探讨与实践的阶段性研究成果]

（王 宇）

参考文献

[1] 李青，王涛 .MOOC：一种基于连通主义的巨型开放课程模式 [J]. 中国远程教育，2012，3：17-21.

[2] 刘杨，黄振中，张羽，等 . 中国 MOOCs 学习者参与情况调查报告 [J]. 清华大学教育研究，2013，4：27-34.

[3] Goldie J G S. Connectivism: A knowledge learning theory for the digital age?[J]. Medical Teacher, 2016, 38(10): 1064-1069.

[4] 陈肖庚，王顶明 .MOOC 的发展历程与主要特征分析 [J]. 现代教育技术，2013，23（11）5-10.

[5] 秦晓惠，张敬源 . 慕课发展十周年综述 [J]. 高等理科教育，2018，6：12-18，72.

[6] 祝智庭 . "后慕课"时期的在线学习新样式 [N/OL]. 中国教育报，2014-05-21（11）.[2014-05-25].http://paper.jyb.cn/zgjyb/html/2014-05/21/content_417460.htm?div=-1.

[7] Fox A. From MOOCs to SPOCs[J]. Communications of the ACM, 2013, 56(12): 38-40.

[8] 王兴红，许诗，王桂叶 . 慕课平台下生理学微课制作与启示 [J]. 中国中医药现代远程教育，2016，14（1）：16-17.

[9] 王应解，冯策，聂芸婧 . 我国高校慕课教育中的问题分析与对策 [J]. 中国电化教育，2015，341：81-85.

[10] 朱庆峰 . 我国高等教育"慕课"发展的困境及理路选择 [J]. 教育发展研究，2014，23：73-77.

[11] Soni. MOOCS An Online Learning Platform: Ups and Downs With, Futuristic Approach[J]. KIIT Journal of Library and Information Management, 2020, 7(1): 53-59.

[12] 张环环，郑超，黄宏平，等 . 慕课在医学院校生理学双语教学中的应用探究 [J]. 包头医学院学报，2020，36（3）：60-61+64.

[13] 李华娟 . 大学慕课教学中情感教育的困境与出路 [J]. 教育与职业，2016，873（17）：103-106

[14] Daniel J. Making Sense of MOOCs: Musings in a Maze of Myth, Paradox and Possibility[J]. Journal of European Psychology Students, 2012, 18.

[15] Meyer R. What It's like to Teach a MOOC(and What the Heck's a MOOC?)[EB/OL].(2012-07-19). http://www.yibei.com/book/5006f690f47e8e8c4d0000c3.

[16] Conijn R, Van den Beemt A, Cuijpers P. Predicting student performance in a blended MOOC[J]. Journal of Computer Assisted Learning, 2018, 34(5): 615-628.

[17] Henderikx M A, Kreijns K, Kalz M. Refining success and drop out in massive open online courses based on the intention-behavior gap[J]. Distance Education, 2017, 38(3), 353-368.

[18] Wang Y R, Dong C Y, Zhang X W. Improving MOOC learning performance in China: Ananalysis of factors from the TAM and TPB[J]. Computer Applications in Engineering Education, 2020, (3): 1-13.

[19] Bansode Sadanand Y. Library and Information Science MOOCs: An Indian Scenario[J].Annals of Library and Information Studies, 2019, 66(1): 39-45.

[20] Hardesty L, Trafton A. Lessons Learned from MITx's prototype course.[EB/OL].(2012-07-16). http://phys.org/news/2012-07-lessons-mitx-prototype.html.

第二节 慕课教学模式发展脉络

一、国内研究现状

我国在线开放课程的建设与发展始于 2000 年的网络课程，其发展历程前后经历了网络课程阶段、精品课程建设阶段、精品开放课程建设与应用阶段（精品视频公开课、精品资源共享课建设与应用阶段）、在线开放课程建设应用与管理阶段。目前，中国主要处于 MOOC 的应用阶段，由于教育资源相对不足，偏向于 MOOC 技术的快速移植及现有载体的承接服务。理论探讨和技术研发不足，缺乏持续性研究的动力，研究热点不集中，趋于零散，还没有进入 MOOC 的广泛研究阶段。

1. 国内 MOOC 发展阶段

有文献报道的关于 MOOC 的研究始于 2013 年。殷丙山、李玉等发表了题目为 "MOOC 发展及其对开放大学的启示" 一文 [1]。

随着国外 MOOC 快速发展，特别是 2012 年 "世界 MOOC 元年" 的到来，国内的相关研究在众多高校（尤其是知名高校）、研究机构等逐渐兴起。国内 MOOC 发展经历了三个阶段：①启动阶段（2010—2012 年）：这个阶段仅有 4 篇相关研究文献发表，表明 2012 年以前 MOOC 并未引起国内学者过多关注；②发展阶段（2013 年）：这一阶段共有 37 篇论文发表，MOOC 开始逐渐进入研究者视野；③鼎盛阶段（2014—2015 年）：2015 年年初，仅仅过去了 20 天，文献量就超过 2010—2012 这三年之和。这一阶段文献数量较前一年增长 7 倍多，高达 262 篇。说明 MOOC 受到了极大的关注并且产生了深远的影响。总体来看，国内教育领域关于 MOOC 的研究呈增长趋势，并且正日益受到教育界的高度重视，并成为研究热点 [2]。

中国 MOOC 建设稍稍滞后于美国，2013 年 3 月 "北大网络开放课程" 项目启动，2013 年 5 月 edX 平台新增了包括北京大学、清华大学在内的 6 所亚洲名校的在线课程，2013 年 7 月复旦大学和上海交通大学与 Coursera 签署 MOOC 合作协议；2013 年 9 月北京大学与 Coursera 签署 MOOC 合作协议；2013 年 10 月中国第一个 MOOC 平台 "学堂在线" 开始运营；教育部于 2014 年 4 月在清华大学成立了教育部在线教育研究中心；2014 年 5 月爱课程网 "中国大学 MOOC" 项目正式上线。随后，多家 MOOC 平台开始上线服务，中国 MOOC 建设与应用呈现爆发式增长。到 2019 年年初，我国已有 1.2 万余门 MOOC 上线，超过 2 亿人次学习者选修 MOOC，规模和数量居世界第一。

我国国内 MOOC 建设开始于 2013 年。亚洲第一门大规模网络开放课程在香港科技大学由 Naubahar Sharif 在 Coursera 平台上推出，课程名称是 "科学、技术与社会在中国"，当时，1.7 万多名学生进行课程注册。随后，清华、北大加盟 edX；上海交通大学、复旦大学加盟 Coursera。同年，上海交通大学、清华大学、中国科学技术大学、西安交通大学、南京大学推出 EWANT

平台，清华大学推出"学堂在线"平台。网易云中心、上海高校课程中心、淘宝同学等平台纷纷推出 MOOC。2013 年年底，由深圳大学牵头，"全国地方高校优课联盟"成立。2014 年，教育部的"爱课程"网作为中国大学MOOC 平台正式开通。全国各高校在此平台上进行 MOOC 课程建设和应用。由此，全国各地掀起了 MOOC 建设高潮，各地高校均加大力度，进行各自的MOOC 建设，后续，针对 MOOC 的学术会议、培训班等纷纷涌现[3]。

从中国 MOOC 发展的第一年至 2018 年，已经有 5 年的时间，中国已经凝聚了来自全国 220 所顶尖大学的众多著名院士，在 9 个 MOOC 平台上开设了 490 门课程，MOOC 的总量已经排名世界第一。但是随着 MOOC 平台的拓宽和课程的发展，MOOC 本地化的问题不断出现。因此，MOOC 的发展现状和对策研究成为热门话题之一。通过定性研究和定量分析，发现该课题的研究包括 MOOC 的本土化建设、平台的建设、课程建设以及高等教育中 MOOC的发展现状和对策[4]。截至 2018 年年底，我国上线 MOOC 数量达到 8000 余门，包括 1291 门国家精品在线开放课程（MOOC）[5]。

随着近几年网络技术成熟，大数据技术应用，以及录像设备、剪辑软件的普及使用，MOOC 迎来了前所未有的发展。目前，国内已经有很多平台上线了 MOOC。如超星尔雅、网易公开课等[6]。

中国已经建立了全球最大的高等工程教育体系。到目前为止，中国拥有41236 个工程教育课程，占本科生和大专生课程总数的 41.5%。工科学生人数为 1040 万，占高校在校学生总数的 38.1%。中国是世界上工程技术人才最多的国家，中国著名的工程教育老师比比皆是。因此，应努力发挥这些知名教师的作用。与此同时，这些知名教师的工作机构也应建立确保和促进工程MOOC 发展的有效机制[7]。

2019 年，南京航空航天大学教授田威把曾经只能是空想的"飞机制造实验教学"变成了现实。该飞机依靠虚拟仿真和 5G 技术往返 4000 多公里的超远距离通信，时延 36 毫秒内。4 月 9 日，于北京，中国 MOOC 大会开幕，大会主题为"识变、应变、求变"。实验教学现场，田教授用一根网线串起了一场三地三校同时完成的飞机大部件装配实验。截至 2019 年，我国虚拟仿真实验教学项目上线数量已超过 1000 个，注册用户接近 80 万。教育部副部长钟登华在会上发表演讲，他提道："我国 MOOC 数量和应用规模居世界第一。学习者两年增长了 2.7 倍，2 亿多人在 MOOC 平台进行学习，并且近一半是社会学习者；MOOC 数量增加了 3 倍，已经约有 12500 门。包括公共课、通识课、专业基础课、专业课和实验课的完整教学体系的 MOOC 平台正在建设。质量是 MOOC 的生命线。教育部将实施一流课程双万计划，研究制订政策和标准，推动优质 MOOC 建设。"钟登华强调，高校要加强质量管理，建立MOOC 建设、质量审查、课程运行和效果测评等制度；要为学习者提供测验、作业、考试、答疑、讨论等全流程教学服务，及时开展在线指导与测评。要依法依规加强 MOOC 和平台管理，建立健全网络安全、数据安全、运行服务安全的规章制度，促进 MOOC 可持续发展[8]。

2019 年 4 月 9 日的中国 MOOC 大会上，教育部高等教育司司长吴岩做客新华网访谈间，围绕刚刚发布的《中国 MOOC 行动宣言》（以下简称《宣言》）与网友互动交流。吴岩在访谈中深入解读了《宣言》的重要性和指导意义，他希望 MOOC 大会的举办和《宣言》的发布，能让全国高等学校重视这件事，"MOOC 是微观的，但它是战略宏观的大问题"。《宣言》认为，面向未来，实现中国高等教育公平而有质量的发展，需要不断推进 MOOC 的建、用、学、管，共同致力于实现 MOOC 发展的五大愿景，也就是要着力建设"五条路"。吴岩表示："我们总结了自己的发展经验，我们更愿意对世界高等教育发展，特别是 MOOC 的发展，包括中国 MOOC 的发展提出自己的愿景，绘就未来中国 MOOC 发展蓝图。""我们有很多中国经验、中国标准、中国方法、中国模式，可以提供给世界各国借鉴和分享。"吴岩表示，在这个基础上，我们还要吸收国际上的先进经验和先进理念，包括好做法。"我们要把我们的经验供世界分享，世界好的经验我们也要虚心学习，这种交流沟通是我们 MOOC 一直坚持的。""我们希望中国的 MOOC 发展能够让中国的高等教育'变轨超车'，我们也希望把中国 MOOC 提供给世界各个国家的学习者去学习，让世界的高等教育在原有的传统基础上也能实现'变轨超车'，让世界和中国共赢、互赢、多赢。[9]"

我国高校 MOOC 发展现状主要是以下几方面内容：①开展了自主平台建设、校企合作互利共赢，因此平台建设不断完善；②获得了政策支持；③开展了新闻、行政、社交平台等全方位宣传工作；④资源整合，建立 MOOC 联盟[10]。

为了满足学生的需求，中国 MOOC 发展需要从以下几方面开展：①推动 MOOC 持续发展；②组建 MOOC 小组；③线上线下互动；④探索学分认定机制；⑤开设更多高质量课程；⑥拓展和深化学科服务。

2020 年 12 月 9—11 日，由清华大学与联合国教科文组织教育信息技术研究所联合主办的首届世界慕课大会在清华大学举行。这届世界慕课大会主题为"学习革命与高等教育变革"，旨在将全球高校与在线教育平台团结起来，携手应对新冠肺炎疫情背景下智能互联网时代对全球教育带来的机遇与挑战，探讨前沿科技在塑造高等教育未来中的作用，共同推动世界范围内慕课与在线教育的建设、应用和共享，促进可持续发展教育目标的实现。世界慕课联盟正式成立，联盟创始成员包括美国康奈尔大学、法国交叉科学研究院、美国慕课平台 edX、蒙古科技大学、新加坡南洋理工大学、北京大学、意大利米兰理工大学、美国莱斯大学、德国亚琛工业大学、俄罗斯圣彼得堡国立大学、上海交通大学、泰国 Thai MOOC 平台、清华大学、新西兰奥克兰大学、智利大学、英国曼彻斯特大学、肯尼亚内罗毕大学、加拿大多伦多大学、学堂在线、浙江大学。各国秉承合作共赢、开放包容的理念，继续加大慕课与在线教育资源建设，加强慕课与在线教育资源应用与共享，促进个性化学习和终身学习，推进慕课与在线教育创新发展，共同推动慕课与在线教育的建设、发展和共享。《慕课发展北京宣言》同期发布，《宣言》凝练了稳定教学秩序、改变教学形态、化危机赢机遇、用教育传播爱等四点共识，总结了公平、质量、创新、服务四条重要经验，提出了共同致力推动慕课与在线教育合作共赢、创新理念、开放共享、法律规范等方面的五大愿景，旨在积极推动引领慕课与在线教育未来发展。

到 2020 年年底，目前我国国内开设的 MOOC 数已经达到 5000 余门，学习人数超过了 7000 万人次。

2. 与 MOOC 有关学术论文

2012 年，由李青、王涛共同完成的《MOOC：一种基于连通主义的巨型开放课程模式》，由樊文强撰写的《基于关联主义的大规模网络开放课程（MOOC）及其学习支持》分别发表在《中国远程教育》期刊上，这是通过中国知网能够检索到的中国人较早发表的关于 MOOC 的学术论文。

以"慕课"为关键词进行检索，查阅到发表于 2015—2020 年间的相关的中文文章共计 5997 篇。2015—2020 年依次为 528 篇、1227 篇、1212 篇、1042 篇、1195 篇和 793 篇。从 2014 年到 2015 年，MOOC 的研究开始激增。2016 年发表论文篇数比 2015 年增加了 1 倍，并且连续保持了 4 年。可见，学者对 MOOC 的关注度自 2015 年有明显提高。主要涉及的学科是教育理论与教育管理（5150 篇）、计算机软件及计算机应用（2234 篇）、高等教育（1401 篇）、外国语言文字（846 篇）、医学教育与医学边缘学科（618 篇）、成人教育与特殊教育（99 篇）。发表机构主要是北京大学（37 篇）、武汉大学（37 篇）、清华大学（27 篇）、北京师范大学（27 篇）、黑龙江大学（26 篇）、南京邮电大学（26 篇）、东北大学（25 篇）、高等教育出版社（23 篇）、吉林大学（23 篇）、南通大学（21 篇）、石河子大学（21 篇）、华南农业大学（21 篇）、佳木斯大学（21 篇）、山东农业大学（20 篇）、陕西师范大学（20 篇）、黑龙江工程学院（20 篇）、郑州大学（19 篇）、河南大学（19 篇）、南开大学（19 篇）、华东师范大学（18 篇）。涉及国家自然科学基金（82 篇）、国家社会科学基金（78 篇）、全国教育科学规划课题（38 篇）、安徽高等学校省级教学质量与教学改革工程项目（38 篇）、江苏省教育厅人文社会科学研究基金（29 篇）、黑龙江省教育科学规划课题（21 篇）、黑龙江省高等教育教学改革工程项目（21 篇）、广西高等学校教学质量与教学改革工程（20 篇）、吉林省教育科学规划课题（19 篇）、广东省高等教育教学改革项目（18 篇）、江西省高等学校教学改革研究课题（17 篇）、江苏省教育厅高等学校哲学社会科学基金项目（17 篇）、湖南省普通高等学校教学改革研究项目（17 篇）、湖南省教委科研基金（16 篇）、江苏省教育科学规划课题（15 篇）、辽宁省高等教育教学改革研究项目（14 篇）、河南省高等教育教学改革研究项目（12 篇）、教育部人文社会科学研究项目（12 篇）、陕西省教育厅科研计划项目（10 篇）。

对中国 MOOC 研究学者群体进行频率统计（第一作者）。统计显示 20 位学者发表了 2 篇以上的文章，最多 16 篇（肖俊洪），其次是 12 篇（钱小龙），9 篇（汪琼）和 8 篇（陈丽），6 篇（张立彬，徐涛）等。发表论文的统计并不是简单的叠加统计，其意义在于反映我国 MOOC 研究学者学科研究的成熟度及水平，计算出洛卡定律值为 91%，其中远高于洛特卡经典公式的 60%，这说明我国 MOOC 研究的学术界尚未形成，少数学术精英（或学术高产）是推动持续发展的主要生产者。MOOC 研究虽有所增长，但整体研究缺乏核心知识生产团队，学术群体的集团化趋势过于薄弱。

关于 MOOC 的研究论文讨论的内容主要集中在以下几个方面：① MOOC 起源、含义、发展方面，对教育的影响程度。例如，2016 年淮北师范大学的硕士生张鸽以"MOOC 教育的内涵、结构及其发展趋势"为题目进行了毕业论文研究。②对国内外 MOOC 研究的回顾、进展分析及展望。③ MOOC 在各个学科领域应用的实际情况研究报道。主要包括的课程为大学思想政治理论课、英语、体育、物理、化学、数学等公共基础课程，以及像护理、生理学等医学方面的专业课程；2018 年，岳根全发表了题为《慕课在医学教育中的探索》的文章。④一些高职院校 MOOC 的建设情况。⑤ MOOC 与其他教学方式及技术的结合应用情况。例如，翻转课堂与 VR 及 MOOC 的结合运用情况研究。⑥ MOOC 教学设计方式、内容研究及其对学生影响。

在百链检索网站上以"massive open online courses"为关键词进行检索，共查到从 2013 年以来国人以英语语言发表的文章共计 104 篇。其中 2013 年仅 1 篇，2014 年 9 篇，2015—2020 年 依 次 为 12、16、20、24、17 和 5 篇。可见自 2014 年起，中国教育者对 MOOC 进行了广泛研究，研究热潮一度升温，19 年以来有所回落。研究涉及的学科主要是教育学和经济学。研究内容主要以下几个方面：MOOC 与翻转教学的整合，MOOC 教学模式改革，学习、学习者和教育信息的融合等。

3. 与 MOOC 有关的硕博士论文

在国内，硕博士研究生于 2014 年开始以慕课为关键字开展毕业论文工作，在中国知网以"慕课"为关键词，截至 2020 年 11 月初共查到 246 篇。主要涉及教育理论与教育管理（181 篇）、计算机软件及计算机应用（132 篇）、高等教育（43 篇）、中等教育（41 篇）、外国语言文字（28 篇）、中国语言文字（21 篇）、体育（13 篇）、音乐舞蹈（10 篇）、职业教育（7 篇）、自动化技术（4 篇）、出版（2 篇）、初等教育（2 篇）、互联网技术（2 篇）、行政学及国家行政管理（2 篇）、成人教育与特殊教育（2 篇）、化学（2 篇）、临床医学（1 篇）、计算机硬件技术（1 篇）、医学教育与医学边缘学科（1 篇）、物理学（1 篇）。主要开展研究的高校是华中师范大学（12 篇）、吉林大学（7 篇）、上海外国语大学（7 篇）、黑龙江大学（7 篇）、湖南师范大学（6 篇）、辽宁师范大学（6 篇）、华中科技大学（6 篇）、华南理工大学（5 篇）、山东师范大学（4 篇）、山东大学（4 篇）、广西大学（4 篇）、湖南大学（4 篇）、上海交通大学（4 篇）、河北大学（4 篇）、上海师范大学（4 篇）、河北师范大学（4 篇）、江西财经大学（3 篇）等。开展 MOOC 研究的专业主要为教育理论与管理，仅有 2 篇涉及临床及医学类专业。涉及师范类高校 5 所，河北省高校涉及 2 所。2014—2020 年硕博士论文数量分别为 12、45、49、54、51、32 和 3 篇。从 2014 年开始出现了逐年增加的趋势，近两年来研究热度有所回落。

4. 与 MOOC 有关的科研项目

由中国知网数据表明，我国 MOOC 研究基金主要由国家科研基金项目、教育部基金、省市基金等提供（如图 3-1）。MOOC 的研究由国家和省级科研经费支持的占比为 75.6%，发表的论文 78 篇属于国家社科基金项目经费支持，占比 10.93%。值得注意的是，在 MOOC 研究中，省市级基金项目占比 62.59%，国家基金项目支持的数量占基金项目总数的 34.49%。这些都表明当前我国 MOOC 研究受到了国家、省市政府机构的广泛支持，国家、省市科研经费的介入和顶层制度设计都不断推动 MOOC 研究不断开展。

我国 MOOC 研究科技成果的地区分布情况见下表（表 3-1），这些数据来源于中国知网。表中数据显示，科技成果主要分布地区是北京市、辽宁省、上海市、湖北省、广东省，河北省尚未被统计上，可见河北省高校及科研院所在 MOOC 研究领域开展的工作较少。

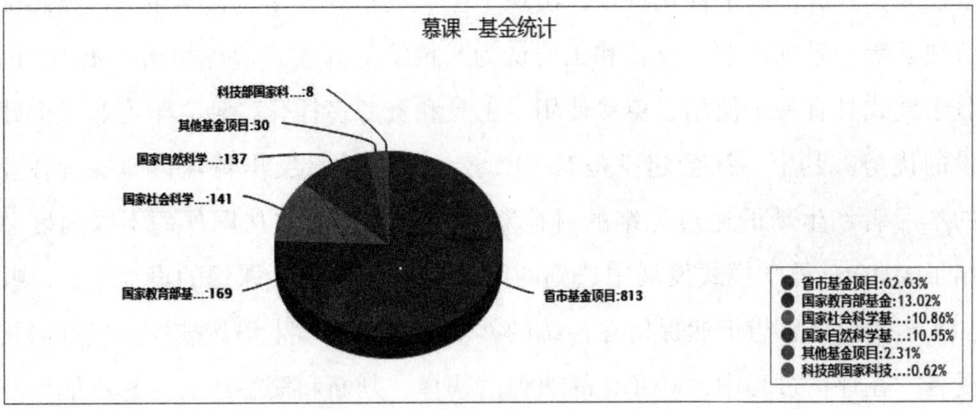

图 3-1 近 10 年来慕课研究基金支持情况

表 3-1 慕课 – 科技成果地区统计表

序号	名　称	占比 /%
1	北京市	18.75
2	辽宁省	12.50
3	上海市	12.50
4	湖北省	12.50
5	广东省	12.50
6	吉林省	6.25
7	黑龙江省	6.25
8	山东省	6.25
9	河南省	6.25
10	陕西省	6.25

我国 MOOC 研究知识网络已初步形成，但一些学术精英是 MOOC 知识生产的主力军。与成熟的实地研究相比，我国 MOOC 研究的专业学术团体尚未形成。

5. 与 MOOC 相关的教学模式

MOOC 教学模式的出现改变了传统课堂教学中"教学"与"学习"的互动关系，深刻影响了传统教学模式的改革。随着信息时代科学技术的发展，

MOOC 的教学模式已经形成了传统教学所没有的优势。但是，由于 MOOC 的规模大，开放性和个性化特点，出现了生产成本高，学生辍学率高，情感交流缺乏等一系列问题。李青和王涛认为与传统的开放式课程相比，MOOC 的教学模式具有易于使用、免费使用、工具和资源多样化，独立学习和社会建设的优势。其中，社会建设是 MOOC 教学模式的最突出特征，即各行各业的学习者产生新的通过思维的碰撞获得知识。王海波从国外的不同角度总结了 MOOCs 教学模式发展中遇到的问题：①在 MOOC 课程的设计中，一些 MOOC 的设计思想仍然保留在传统的教学模式中，学生仍然被视为较好的接受者。在评估过程中，MOOC 的课程由选择、判断和简答组成。它不能培养学生的批判性思维和解决问题的能力。在教学过程中，教师与学习者之间的互动也非常有限。②就 MOOC 学习者而言，MOOC 的学习者大多是具有大学学历的成年人，但辍学率仍然很高。③在开设 MOOC 的学院和教授中，生产 MOOC 的高昂经济和时间成本使教授花费大量时间和精力。MOOCs 是否可以提高学校教学质量和促进教学研究也存在争议。许多高校已经开始抵制 MOOC。④在 MOOCs 公司中，是否盈利已经成为 MOOCs 发展中的关键问题。MOOCs 教学模式的改进策略针对 MOOCs 教学模式中存在的问题，一些学者也加强了对 MOOCs 教学模式改进策略的讨论。冯永华和刘志军从多个角度分析 MOOC 的教学应在开发过程中实现以下目标：①树立 MOOCs 文化的新概念。讲师应认识到，MOOC 的开放课程文化为实施和生成动态课程提供了可能性，并且非线性的操作过程和课程评估的多样性反映了这种情况。课程文化以"学习"为中心。②建立新的课程组织方式。教师需要改变他们的工作方法和角色，它们确实是知识的指导。同时，教师需要探索 MOOC 的教学方法。③练习 MOOC 的"关系"。在关系思维下，MOOC 的要素应该形成有机的相互作用。④建立外部支持 MOOC。

（1）MOOC+翻转课堂

2013 年 9 月 25 日，新加坡教育部长做了工作报告，题为"学生中心、价值驱动的教育：为终身学习奠定宽厚基础"，对信息技术推动翻转课堂教学模式改革给予了充分肯定和认可。由于新加坡政府及有关教育部门的推动，新加坡大中小学广泛采用了"MOOC+翻转课堂"模式。新加坡国立大学附属数理高中（NUS High School of Math and Sciences）是最早应用翻转课堂的学校之一。2013 年，新加坡裕廊景中学的李嘉昌校长获得了"李光耀奖"，此奖项是新加坡教育界的最高荣誉奖。能获得此殊荣，是因为他在教学中进行了翻转课堂教学模式的探索。同年，英华小学校长许上羽获得"王惠卿博士奖"，也是因在翻转课堂设计和探索方面进行多方面的尝试[11]。

MOOC 和翻转课堂这两种学习模式都基于多平台教学和自主性教学理念，所以两者能够相互融合创新，以达到提高知识传递速度和知识运用效果。MOOC 学习的在线交流只完成了知识传递，还须借助课堂完成知识内化，所以翻转课堂就解决了知识传递到知识内化的过程，能有效实现知识学习的"MOOC+翻转课堂"教学模式及其实践路径[12]。

陈玉玺认为，"MOOC+翻转课堂"的教学模式是一种预学习的教学模式，具有媒体多样化，动态过程可视化，学习反馈，过程评估简化，资源全球化的特点。同时，"MOOC+翻转课堂"的教学模式在"在线"和"离线"教学中形成了自己独特的优势：①"在线"MOOC 以微课的形式呈现。教师为学生建立知识图谱，使学生可以"根据课程设计的要求绘制图纸"；设计"高级任务"。学生了解了在此阶段学到的知识后，便可以进入下一阶段的学习，这有助于巩固学生学习的每一步。②"离线"翻转课堂在学习后教学的教学活动中形成了巩固、加强、系统梳理，深化和创新四种形式。在翻转课堂中，由于学生已经完成了"在线"微学习，因此在掌握基础知识的基础上，可以在教学中进行更多的探究活动，这有利于激发学生的创造力[13]。田爱莉对中国 20 个城市的 100 余所学校进行了调查，这些学校正在实施 MOOC 和翻转课堂教学实践项目，以便通过以下方式深入了解"MOOC+翻转课堂"的实际结果：课堂观察、问卷调查和深度访谈。根据调查结果，对学生而言，"MOOC+翻转课堂"的教学模式激发了学生的学习兴趣，培养了学生的自主性和合作能力，并提高了他们的思维能力，实践能力和学习成绩。对于教师而言，它可以提高教师的学术素质，信息技术素养和课堂教学管理技能。但是，这种模式仍然面临着教师教学负担加重，教学观念难以一次改变，学生缺乏自学能力，教学管理、教学评估等相关制度不完善，局限性的问题，这些均可通过教学资源和资金进行改善[14]。

（2）MOOC 定位远程教育教学

远程教育节点的形成主要是因为 MOOC 的产生为远程教育注入了大量的新鲜血液和高质量的教育资源，一些学者认为 MOOC 进一步完善了差异化，目标定位远程教育教学，已成为突破远程教育资源瓶颈，取得重大突破的远程教育战略工具，因此，将 MOOC 与远程教育融合的研究已成为一个新的研究热点[15]。

6. 以"MOOC"为主题的学术会议

自 2013 年以来，国内共组织举办了 218 场以 MOOC 为主题的学术会议，具体情况见表 3-2。统计结果显示，2014—2019 年召开的学术会议占近 8 年来总数的 95.87%。涉及的学科主要有教育理论与教育管理（151）、计算机软件及计算机应用（79）、高等教育（60）、外国语言文字（27）、医学教育与医学边缘学科（27）、体育（19）、中国语言文字（12）、中等教育（11）、图书情报与数字图书馆（8）、职业教育（7）、计算机硬件技术（5）、互联网技术（3）、成人教育与特殊教育（3）、美术书法雕塑与摄影（3）、数学（3）、力学（3）、会计（2）、音乐舞蹈（2）、军事（2）、地球物理学（2）等。

表 3-2　2013-2020 年国内以 MOOC 为主题的学术会议举办情况

序号	年份	场次
1	2013	3
2	2014	15
3	2015	31
4	2016	60
5	2017	24
6	2018	51
7	2019	28
8	2020	6

7. MOOC 研究热点

根据可视化知识图和聚类树图我们发现中国 MOOC 研究的研究热点

如下。

（1）MOOC 发展的对策研究

距 2013 年"中国 MOOC 发展的第一年"至今，已经有 5 年的时间，中国已经凝聚了来自全国 220 所顶尖大学的众多著名院士，在 9 个 MOOC 平台上开设了 490 门课程，MOOC 的总量已经排名世界第一。但是随着 MOOC 平台的拓宽和 MOOC 课程的发展，MOOC 本地化的问题不断出现，因此 MOOC 的发展现状和对策研究成为热门话题之一。通过定性研究和定量分析，发现该课题的研究包括 MOOC 本土化建设、平台建设、课程建设以及高等教育中 MOOC 的发展现状和对策。

（2）MOOC 教育信息的研究

MOOC 教育的信息主体由"互联网 +"、远程教育、在线学习、翻转教室和线教育节点组成。①"Internet+MOOC"主题研究主要集中在 MOOC 的形式研究上。"Internet+"背景下的教育；MOOC 教育价值取向的理论研究；新型人才培养模式的研究；"Internet+"教育概念的研究。②远程教育节点的形成主要是因为 MOOC 的产生为远程教育注入了大量的新鲜血液和高质量的教育资源，一些学者认为 MOOC 进一步完善了差异化目标定位远程教育教学，已成为突破远程教育资源瓶颈，取得重大突破的远程教育战略工具。因此，将 MOOC 与远程教育融合的研究已成为一个新的研究热点。③关于在线学习节点，重点研究以 MOOC 为核心的在线学习过程和效果评估的实证研究。其中，在线学习和在线教育是相邻的节点，它们之间有着密切的联系。④翻转课堂位于网络图中"桥接"的重要位置，并且节点较大。新的教学模式（如翻转教室和 MOOC）的功能比较和模型融合的比较分析正变得越来越热门。特别是，MOOC 与翻转课题的比较研究已成为该领域学术界研究的重点。⑤在线教育是 MOOC 教育信息学科中的一个"相对孤立"的节点，与其他子主题相距甚远。网络教育的研究主要集中在网络教育的现状，中美网络教育的比较分析以及对网络教育发展动力的实证研究。

（3）课堂教学与 MOOC 在线教学的混合教学研究

将 MOOC 中的在线教育教学与传统的课堂教学模式相结合。在具体课程教学中，思想政治理论传统课堂教学与 MOOC 教学模式的融合实践研究是最全面的研究，本研究的重点是将 MOOC 与高校或其他特定传统学科的思想政治课程相结合，主要包括课程设计、评价体系、特定的教学活动组织、教学效率研究等方面的微观教学。这项研究的目的是在互联网时代的基础上提高教学质量和培养创新型人才，最重要的是，混合教学模式和教学课程的实践探索已成为 MOOC 研究的重点课题之一，例如北京大学教师发展中心对北京大学混合教学课程的实践研究。

（4）MOOC 与高等教育创新研究

高等教育、课程建设、教学模式、在线课程、在线公开课程、创新和教学改革被分组为 MOOC 和高等教育创新与改革的知识小组，其中教学模式、课程建设和创新最大节点，位于群集的中心。每个节点之间的距离很近，网络密度较大。该主题主要分为以下几个子领域：① MOOC 课程建设研究的热点问题集中在 MOOC 课程的研究，课程建设路径，应用型本科课程建设的课程利用与实践研究；②对 MOOC 与在线公开课程，在线课程及其他在线课程的比较分析和参考研究，例如基于在线公开课程的课程学分认可研究，MOOC 与翻转教室的特征比较研究等；③在知识网络图中，教学改革作为一个重要节点，与其他节点松散地联系在一起，是 MOOC 混合教学研究与高等教育创新研究之间的重要过渡节点。

（5）MOOC 开放教育资源的研究

MOOC 开放教育资源的主题包括学习者、微课程、MOOC、开放教育资源和大数据，除了以大数据为过渡主题外，其他节点之间都是紧密相连的。MOOC 的兴起归因于国外的开放教育资源（OER）运动，MIT 在 2001 年宣布将其所有课程都上线，并进一步正式启动开放课程计划，此举引发了全球 OER 运动。因此，开放教育资源是 MOOC 研究的核心概念，是开放教育资源流动和 MOOC 价值取向的研究。然而，对开放式教育资源流动和 MOOC 的价值，MOOC 的核心概念，MOOC 的反思和未来研究，教育的人文价值和学习者研究，大数据和 MOOC 的发展以及 MOOC 的均衡发展进行了研究。教育资源已成为新的研究热点。

（6）MOOC 在高校图书馆中的应用研究

MOOC 在高校图书馆中的应用研究主要来自技术研发推动下的高校 MOOC 实践。重点研究了大学图书馆在 MOOC 环境变化中的作用，对大学图书馆中 MOOC 服务的研究，对图书馆服务的角色定位的研究，对图书馆 MOOC 版权服务的研究，对大学开放教育的影响研究，为多学科研究人员提供了广阔的发展空间。

二、国外研究现状

OpenupEd（欧盟）、FutureLearn（英国）、Alison（爱尔兰）、versity（德国）、Schoo（日本）、Veduca（巴西）、SURFnet（荷兰）、Crypt4you 及 MiriadaX（西班牙）、Eliademy（芬兰）、Open2Study（澳大利亚）的 MOOC 平台相继建立，这些国家在基础理论、技术应用方面引领了世界 MOOC 发展方向，形成了理论基础—技术支撑—应用反馈的连续性，世界各地 MOOC 平台不断发展壮大。

（一）研究现状

在美国，自 2002 年开始，在 Sloan 联盟的持续资助下，Babson 调研机构针对美国网络高等教育的发展进行跟踪调查，得到了近十年里美国网络高等教育发展及课程变革的特点和趋势。在十年的发展历程中，美国很多高校已经逐渐从仅能提供零散的网络课程发展到能提供系统而完整的网络教育项目，从而使网络课程的数量急剧增加，并为大规模招收网络学生提供了可能。据调查，2002 年可以提供网络课程的高校为 71.7%，其中可以提供完整网络教育项目的只有 34.5%；而在 2012 年可提供网络教育课程的高校有 86.5%，其中可以提供完整网络教育项目的有 62.4%。此外，历年网络课程注册人数的增长率也一直高于高校注册学生总人数的增长率。在 2011 年，高校学生人数出现了负增长，但网络课程注册人数比上年增加了 57 万人，年增长率达 9.3%；网络课程注册总人数达到了 671 万，约占高校注册学生总人数的 32%，再创历史新高。近十年的网络教学背景下，学生注册人数持续增长，说明网络教学模式被学习者逐渐认同，同时教育行业从业者也在日渐接受网络教学，而且对网络教学质量持有肯定态度[16]。

2012 年，纽约时报记者帕帕诺（Pappano）曾以 "The Year of the MOOC" 为标题报道了美国 MOOC"井喷"式发展。因此，2012 年被人们称作"MOOC"之年。2012 年以来，互联网教学平台迅速发展，Coursera、Udacity 和 edXCoursera 是全球最大的在线课程联盟，他们与斯坦福大学、普林斯顿大学等 147 所院校合作开发了 1700 多门课程，主要涉及商业管理、资讯工程和数据科学等热门领域。

早在 2011 年，英国的教育出口就给英国经济带来了 175 亿英镑的收入，而教育出口收入的 75% 是来自在英国学习的国际学生。近年来，海外学生在英国接受高等教育的平均支付大约为每年每生 1 万英镑。英国对不断增长的国际教育需求向来保持极高的敏感度。除此，英国在教育信息化建设方面素来领先于国际，不仅由开放大学牵头建立了 Future Learn 这一自己的 MOOC 学习平台，而且还力求在已经领先于世界的学习技术的基础上，使自己的在线教育也处于国际前沿，提出了雄心勃勃的口号："开放大学的革新，必将让世界跟随。"

2012 年年底，英国在 MOOC 设置方面再次迈出了实质性的步伐，推出了大规模公开在线课程的首个实施平台——"未来学习"（Future Learn），并于 2013 年 9 月 18 日正式启动，为全世界提供世界知名大学的免费课程。各门课的学习所需的时间长度不等，大多数课程需在 6~10 周完成，有些则可在 2~3 周完成。2014 年 11 月，该平台已开设 120 多门课程。2015 年时，已有来自 165 个国家的用户报名学习 Future Learn 的课程。英国提倡终身学习的教育理念，追求大学的声誉和优质教育资源的共享，开展大学间的互助合作和经验共享，追求教育创新以及实现高等教育的经济价值和文化效益等等。

2014 年，欧盟高校联盟对"MOOC"的态度、定位、规模、学分认定、模式、技术平台、设计与语种、发展战略等进行了调查研究，较为全面地反映了欧盟高校 MOOC 刚刚兴起时的发展状况。从以下几方面对调查结果进行了分析：①对 MOOC 的反应。对 249 所院校进行了调查，仅 31 所院校开设了 MOOC；开设 MOOC 的科技大学占 33% 多，只有 10% 的综合大学和

5%的专业、应用型院校开设 MOOC：开设 MOOC 的超大型、大型、中型、小型院校的比例分别为 25%、20%、10%、5%，可见规模越大的院校开设的 MOOC 数量越多。②对 MOOC 的认同。受访 243 所院校，其中 19 所（占8%）说 MOOC 是至关重要的，63 所表示支持，105 所院校（占 42%）正在考虑采用正式定位；支持开设 MOOC 的技术大学、综合性大学和专业、应用型院校分别为全部数量的 45%、25%、20%；西班牙院校似乎最热衷于MOOC，调查了 24 所院校。11 所院校（占 46%）支持 MOOC，仅有 1 所院校采取了消极态度，另外有 10 所西班牙院校（占 42%）计划建立 MOOC 平台。10 所瑞士院校受访，但受访院校中有 4 所院校对 MOOC 持批评态度。德国的院校一般也对 MOOC 不表示赞同。持批评态度的英国院校数量比德国少。德国、意大利、西班牙、奥地利、瑞典、瑞士、比利时、芬兰、匈牙利、挪威、波兰、葡萄牙、罗马尼亚、斯洛伐克、土耳其等国家的院校对 MOOC 持观望态度。

2011—2012 学年，加拿大哥伦比亚省较早在 MOOC 与翻转课堂领域展开探索。该省吉隆纳市的奥卡那根中学是先锋者，其数学教师格拉哈姆·约翰逊（Graham Johnson）和一位有 20 多年教学经验的生物教师卡罗琳·多莉（Carolyn Durley）于开始尝试运用 MOOC 学习和翻转课堂，受到学生和家长的极大欢迎。课前，学生可先行观看微视频进行预习；课堂上，学生可以有更多的时间进行探究、提问等。学生通过学习体会到课前观看微视频并在课堂进行讨论，可以得到教师更多地指导，学习收获更大。

马来西亚政府针对高等教育的一项重要举措是将普通的本科课程转变为MOOC，并实行混合学习[17]。

从国外研究者发表的文献可以发现美国和欧洲非常重视对 MOOC 质量标准与评价的研究，高校教师大多是 MOOC 质量的研究者、践行者。因此，MOOC 领域的研究一开始就科学、高水准，为以后研究者对 MOOC 进行高质量的研究奠定了基础。

（二）MOOC 学位项目

2013 年，Udacity 创始人、斯坦福大学塞巴斯蒂安·特龙（Sebastian Thrun）教授决定将 MOOC 服务的重心从大学的基础课程向短期的纳米学位项目（Nanodegree Program）转型。纳米学位项目是一个基于项目和技能（Project and Skills-Based）的教育认证项目，其使命定位于学习者的职业技能（尤其是社会新兴职业技能）提升和优质就业机会获取。纳米学位证书是由 MOOC 组织与企业伙伴共同签发的证书，与国家认可的高等院校或科学研究机构授予的正式学位证书存在本质区别。与此同时，Udacity 又联合佐治亚理工学院（具有全美顶尖的计算机科学课程）和美国电话电报公司（AT&T）推出全球第一个完全在线的计算机硕士学位项目并大获成功。2016 年春季，受佐治亚理工学院在线硕士学位项目的启发，伊利诺伊大学香槟分校（UIUC）启动了"iMBA"在线项目，这是其广受赞誉的 MBA 课程的完全在线版本。耶鲁大学目前也正在为医生助理开发完全在线的医学硕士学位项目[18]。据不完全统计，到 2019 年全球（主要集中在美英等国）MOOC 学位项目已达 50 个左右，项目运行状态总体良好[19]。

佐治亚理工学院依托其领先世界的计算机专业优势，2013 年与 Udacity、美国电话电报公司联合发布了全球第一个完全在线的计算机硕士学位项目，以满足不同学习者的个性化需求。该 MOOC 学位项目包含 4 个专业，共计 40 门课程（统计时间为 2020 年 2 月）。这是目前美国规模最大的计算机硕士学位项目。佐治亚理工学院在线硕士学位的费用约为 7000 美元，远低于在校生获取计算机科学硕士学位时需要支付的 4.5 万美元。更重要的是，项目学生获得的学位证书上没有标记"在线"两字，完全等同于面授取得的学位[20]。该项目于 2014 年 1 月正式开始接受公开申请。学生只要在 Udacity 上学完一系列 MOOC 并拿到全部结课证书，就能取得佐治亚理工学院计算机科学专业的硕士学位，并有可能获得在美国电话电报公司的实习机会。OMSCS 项目主要得益于佐治亚理工学院计算学院院长兹·加利尔（Zvi Galil）和 Udacity 创始人塞巴斯蒂安·特龙的创造性构思。

MOOC 教学模式的出现改变了传统课堂的教学方式，深刻影响了教育领域的教学形式。随着信息时代科学技术的发展，MOOC 的教学模式已经形成了传统教学所没有的优势。高效互联网的支撑、高技术专业化团队的运营、高水平教师的讲授使得 MOOC 在世界范围内被关注度越来越高。当今，MOOC 表现出强劲的发展势头，表明它处于稳定发展期。我国在 MOOC 建设方面无论是建设 MOOC 的学校数量，还是开课数量，抑或学习人数都处于世界前列。目前，边远地区的学习者已经受益于 MOOC 教育。不久的将来，MOOC 对高等教育的变革力量还将持续深入。未来，随着"互联网＋技术"的高速发展，随着网络技术与教育技术的融合，我国的 MOOC 教育将惠及更加广泛的授课群体，各阶段教育在应用 MOOC 教育形式上将更加成熟，MOOC 将推动我国不同地区、各个阶段教育的协调共进。MOOC 将在我国以及世界各国的教育领域发光添色，推动教育改革迈向高速度、高质量发展的新征程。

[本部分内容为河北省第二批新工科研究与实践项目（2020GJXGK001）：新工科背景下医工交叉协同机制与教育教学模式探讨与实践的阶段性研究成果]

（王　宇）

参考文献

[1] 殷丙山，李玉 . 慕课发展及其对开放大学的启示 [J]. 北京广播电视大学学报，2013，5（总第 79 期）：29-34.

[2] 阎秋娟 . 国内慕课（MOOCs）研究进展 [J]. 图书馆理论与实践，2016，1：019-024.

[3] 董世魁，马俊伟，刘世梁，等 . 大学课程慕课制作与运行 [J]. 中国大学教学，2019，11：24-28，87.

[4] Li Q. China's MOOC Research Hotspot Based on the Visual Co-Word Network Map: 1994-2018[J]. Open Journal of Social Sciences, 2018, 6(9): 151-

163.

[5] 中华人民共和国教育部. 教育部关于公布 2018 年国家精品在线开放课程认定结果的通知 [EB/OL]. （2019-01-08）. http://www.moe.gov.cn/srcsite/A08/s5664/moe_1623/s3843/201901/t20190121_367540.html.

[6] 翟雪松，袁婧. MOOC 在我国高等教育中的发展困境及对策研究 [J]. 电化教育研究，2014，35（10）：97-102，109.

[7] Long Y, Zhang M, Qiao W F. Survey and analysis of the application of massive open online courses(MOOCs) in the engineering education in China: Based on a survey of Xuetang X, the world's largest MOOC platform in the Chinese language(Book Chapter)[J]. Lecture Notes in Networks and Systems, 2018, 22: 840-850.

[8] 光明网 -《光明日报》.12500 门课程上线、2 亿多人次"打卡"线上学习 - 中国慕课：跑出速度创新标准 [EB/OL]. （2019-04-11）. http://news.gmw.cn/2019-04/11/content_32731865.htm

[9] 新华网. 吴岩：绘就中国慕课发展蓝图 让世界和中国共赢、互赢、多 赢 [EB/OL]. （2019-04-10）. http://education.news.cn/2019-04/10/c_1210104558.htm.

[10] 黄如花，王春迎. 我国高校 MOOC 建设进展研究 [J]. 数字图书馆论坛，2016，142（3）：41-47.

[11] 田爱丽. 美、加、新、澳基础教育领域慕课和翻转课堂进展研究 [J]. 创新人才教育，2014，3：75-80.

[12] 龙屏风. "慕课＋翻转课堂" 教学模式及其实践路径（理论版）[J]. 教学与管理（理论版），2019，5：100-102.

[13] 陈玉琨. 中小学慕课与翻转课堂教学模式研究 [J]. 课程·教材·教法，2014，34（10）：10-17，33.

[14] 田爱丽. "慕课加翻转课堂教学" 成效的实证研究 [J]. 开放教育研究.2015，21（6）：86-94.

[15] 王海波，李金凤. 慕课背景下我国网络远程教育的差异性目标定位

[J]. 中国远程教育，2016，（4）：12-15，79

[16] 余方 . 中国高校网络教育研究 MOOC 在我国高等教育中的应用 [D]. 广州市：华南理工大学，2014.

[17] Azami H H R, Ibrahim R. Development and evaluation of Massive Open Online Course(MOOC) as a supplementary learning tool: An initial study[J]. International Journal of Advanced Computer Science and Applications, 2019, 10(7): 532-537.

[18] Goodman J, Melkers J, Pallais A. Can Online Delivery Increase Access to Education?[J]. Journal of Labor Economics, 2019, 37(1): 1-34.

[19] 贺斌，黄新辉 . 美国慕课学位项目何以成功：运行体制与机制之探 [J]. 现代远程教育研究，2020，32（3）：60-68.

[20] Goodman J, Melkers J, Pallais A. An Elite Grad-School Degree Goes Online[J]. Education Next, 2018, 18(3): 66-72.

第三节 慕课教学模式在《生理学》教学中的应用

一、MOOC 在基础医学教学中的应用

大学本科阶段选择了医学专业的学生不仅要学习一些基础医学知识，更要了解一些医学发展前沿知识，最大限度地来丰富自己的知识体系。但是这些仅靠学校教育是无法完全满足学习需求的，而 MOOC 作为一种新兴教育模式，能够更好地满足医学生的学习需求。

MOOC 打破了传统的医学教育模式，提供了一种全新的信息化与网络化的知识传播模式和学习方式，只要有网络，学习者就可以随时享受到相应的高质量医学 MOOC 课程。与传统医学教育相比，MOOC 对教学条件的要求相对较低。借助 MOOC 平台，学生只需要网络就能获取 MOOC 的教学资源，对学习的时间和空间没有任何限制要求。而且 MOOC 平台里囊括的精良课程，对学习者也保持着较强的吸引力，能够极大地提高他们的学习兴趣。通过

MOOC，大量的优秀课程资源很方便获取，有利于实现教育的公平性。在一定程度上实现了名师和名校资源的共享，避免了教育资源的不平衡，为教学资源的公平分配和教育均衡发展提供了一个非常好的平台。另一方面，医学教育属于实践性非常强的课程，在几次考试中对学生做出准确的评价是很困难的。而 MOOC 的评价方式更为合理，MOOC 的评价方式是使用自动化的在线学习评价，学生可以及时得到老师和学生的反馈评价，形成师生间的一个良好的反馈学习循环。

2013 年以来，国内研究者开始尝试将 MOOC 优势与医学教育特点结合起来，医学教育资源建设随之如火如荼地展开。2014 年，中国医学教育 MOOC 联盟成立，建立了人卫 MOOC 平台 [1]。2015 年该平台已上线 300 余门医学公开课。2016 年，教育部公布第一批"国家级精品资源共享课"名单，其中涉及医学类本科课程约 200 多门，60 多所医学类院校参与课程建设。同年，中共中央、国务院印发《"健康中国 2030"规划纲要》，提出要"建立健康教育培训云平台" [2]。2017 年，国务院办公厅印发《关于深化医教协同进一步推进医学教育改革与发展的意见》（以下简称《意见》）也明确提出要"推进信息技术与医学教育融合，建设一批国家精品在线开放课程"，为建立医学教育 MOOC 课程提供了政策导向 [3]。如何践行《意见》精神，推动信息技术与医学教育的精准融合，成为当前医学教育工作者迫切需要解答的问题。

MOOC 的教学视频是由来自国内外知名医科大学的优秀教师精心准备的，其内容非常丰富，可以说是精华中的精华。大量的优质视频课程可以让学生快速掌握临床技能。医学生的培养不仅要培养他们的思辨能力，更要培养他们的实践操作能力。传统的在教室及实验室进行理论课、实验课的教学方式，大大限制了学生的参与范围与积极性，而通过 MOOC 的教学视频等方式可以大大改善这种情况。比如一些医学专家的手术操作过程，通过 MOOC 教学视频的演示平台，可以使广大医学生边看边学，还可以比较不同医学专家的操作手法，为提高医学生自身的医学操作能力打开方便之门。通过 MOOC 教学视频的学习，学生很快就能分辨出各类呼吸音 [4]。另一方面，借助 MOOC 视频学生还可以在 MOOC 平台上进行模拟临床阅片、书写报告，锻炼诊断报告的书写能力。这些学习平常都需要通过大量临床实践才可以掌握，不可能让每位学生都能接触到各类疾病患者。而通过 MOOC 演示平台，学生只需要坐在家里或教室里打开电脑，点击视频便可以详细地了解和学习。

中南大学基础医学院生理系在 2018 年 8 月即开始在生理学教学中应用 MOOC，对 MOOC 开设进行了宣传，对学生学习成绩的评定进行解析，并对 MOOC 实施的方式进行讲解。学期结束时，针对实施情况发现如下几方面情况：首先 MOOC 在翻转课堂和对分课堂等教学改革中起到较好的辅助作用；小规模限制性在线课程（SPOC）是应用 MOOC 较好的方式；MOOC 学习不能成为主流，注册热情高，坚持到最后的极少。吴晓毅等开展了为期 8 周的《药用植物学》MOOC 教学，发现 MOOC 虽然能丰富学习者体验，但需要大量前期准备，还存在授课内容固定化、缺乏师生互动和情感交流等问题[5]。郭宏伟提出要解决医学基础课程和临床课程的交融性和临床思维培养的渗透性等问题[6]。

二、《生理学》教学中的应用

（一）基本情况

生理学是医学生必修基础课程，是研究机体正常生命活动规律的一门科学。近年来，临床医学技术不断发展，并且在实际就医中广泛应用。因此，对生理学的教学要求越来越高。

生理学是研究人类机体正常生命活动规律的一门科学，是医学专业的基础课程。本课程是学生完成正常人体形态学课程后首次接触的功能学科，为后续的其他基础医学课程以及专业课程的教学打下基础。生理学是一门实践性很强的基础医学课程，其既是医学机能的一部分，同时也是一门实验性学科，医学生在学习期间参与实验操作，才能全面掌握生理学相关理论知识，全面了解生理学基本原理，加强学生对生理学知识的巩固。该门课程教学内容多，课时有限，教师在有限课堂时间内难以对知识点进行系统、全面、深入的讲授，很容易导致学生们对知识点的理解模糊不清，难以形成长期记忆。学时紧张情况下，教师很难在短暂教学时间内将生理学的内容和其他相关学科进行交叉融合，也不能及时向学生告知有关内容的最新科学研究成果。这种情况对开阔学生视野，拓展学生思路，培养创新性思维，提高学生对生理学学习的兴趣是相当不利的[7]。

MOOC最突出的特点就是注重师生之间的互动和学生自主学习体验，使学生主动投入到学习中去，增加了学生对知识的探索能力和兴趣，能够有效地避免"填鸭式"的授课模式。MOOC借鉴优秀的教学模式，会根据学生的培养目标对本专业的课程进行整合，利用理论课程与实验课程相结合的方式，提高实验课在整个课程中所占的比例。MOOC可以将医学生理实验的演示过程通过网络平台加以展示，学生们可以将这些演示实验视频慢放、暂停甚至重播等，使实验操作的过程更加直观和清晰，从而有效地提高实验教学质量。MOOC教学改变了传统面对面授课习惯，而创造了一个崭新教育课堂模式。在MOOC这种教学模式下，学生完全可以在业余时间通过观看网络视频来完成对知识预习、学习和复习，然后带着问题回到课堂与教师进行交流和讨论，大大提高了学习效率。

生理学教学中使用MOOC方法的优点主要表现在以下几个方面：①在MOOC中学生可以根据个人的实际情况，有选择性地进行全部或部分知识点的学习。而这种选择权利在普通教学课堂是无法实现的；②教师在实际课堂教学中讲解的深浅度是针对中等学习能力的学生。但实际上，由于学生存在着学习能力的个体差异，使得学习能力较低的学生跟不上教学进度，而较强学习能力的学生觉得教学进度太慢，导致这部分学生渐渐丧失了学习兴趣。因为他们普遍对电学知识理解较浅，需要更多时间来消化教师的讲解内容。通过网络资源重新复习初高中物理学中的电学相关内容，然后再次通过视频和教科书学习知识点。如果理解仍有困难，学生还可以通过MOOC论坛向其他同学或教师请求帮助，直到对知识点全部掌握。

生理学教学运用MOOC资源进行开发的策略主要是以下三方面：①学前分析。学前分析是一个基础环节，在设置生理学教学资源的过程中，首先要对一些基本的情况进行分析；②目标设计。各种教学资源的整合需要一个明确的目标，资源整合的目的是为了促进教学目标的实现，所以在教学资源整合目标的确立上要区分教和学的目标；③资源建设。生理学习成功的关键在于各种教学资源的建设，MOOC建设恰好需要更多的课程资源；④清晰明确的教学流程。整个MOOC资源的设计要从教学流程的实际需要出发，教学流程是根据教育教学的实际需要制定的，对学生的整个学习过程起着重要的指导意义[8]。

（二）应用情况

中国科学技术大学生命科学学院生理学MOOC于2017年3月正式上线，一年后其在线学习的学生人数接近200人，学生来源主要是综合性大学和医学院的学生。例如，中国科技大学、安徽大学、安徽医科大学、皖南医学院等。该门课程在开设第二年已实现助教通过在线平台布置本科生作业，教师、助教和学生的互动以及助教答疑在网上在线实现[9]。

桂林医学院基础医学院采用随机抽样的方式选取该校2017级护理学高职专业4个班级的405名学生作为研究对象，其中2个班级的学生作为对照组（203名），另外2个班级的学生作为研究组（202名）。对照组、研究组分别为接受传统教学模式的学生和以接受传统教学模式为主、MOOC教学模式为辅的学生。比较2组学生期末总评成绩及对教师授课效果的科学评价，调查研究组学生对教学方式及效果的评价。结果显示：研究组学生的生理学考核成绩及格率和优秀率显著高于对照组，且对教师授课效果的综合评价满意度较对照组更高，差异均有统计学意义（$P<0.05$）。学生对引入MOOC辅助生理学教学的模式满意度较高，为95.05%。采用传统教学为主、MOOC教学为辅的教学模式对护理学高职医学生开展生理学教学，不仅最大限度地激发了学生的学习积极性，同时也有助于提升教学效果[10]。

"MOOC+VR技术"在人体解剖生理学教学中应用较大程度改变了以往传统的教学情境，优化了人体解剖生理学实践性和实验教学的环境，突破了传统课堂学习环境的局限性，避免诸多因素影响。学生通过自身学习情况灵活调整，学习的维度、广度和自由度得到了充分舒展，从而获得更好的学习体验。"MOOC+VR技术"的结合也实现了线上教学与实体课堂教学相结合的混合教学模式，使学习者不仅可以选择适合自己的知识学习顺序，随时进入学习环境，还可以拓展延伸学习空间，从被动学习变为自主学习、乐于学习，让教学真正做到以学生为中心。教学资源得到了丰富，实现了三维动态，生动、直观的知识表达，学习场景逼真化能给学习者全面的感官刺激，吸引了学生的注意力，较大程度地提高了教学效果[11]。

生理学教学有其自身的特点，高职院校的生理学的教学与本科院校应该有所不同，更突出注重应用性与实践性[8]。既要求学生具备相应的专业知识，也要掌握一定的实践动手能力。所以对教学资源的依赖性程度比较高，需要各种教学资源的配合，在高职院校的生理学教学中运用 MOOC 模式可以充分提高学习效果。

将 MOOC 教学模式应用到生理学实验教学过程中，将"学"的主动性交给学生，让学生通过 MOOC，学会分析问题，敢于表达自己的主张，极大地提高学生学习、探索的兴趣，同时也将改善传统的以"授"为主的生理学实验教学模式。教师采用灵活多样的形式"教"的最终目的是学生更好地"学"，只是教学本质。MOOC 使教学的本质在教与学的矛盾统一体中充分体现[12]。

Feifei Shang 等人将一所中国大学的大规模开放式在线生理学课程改编为一门私立大学的在线课程，专门为泰山医科大学第二学期的学士学位护理学生设计[13]。该在线课程与课堂教学相结合，为来自两个平行改革班的 108 名新生提供，为 55 名学生的第三堂课提供了传统的基于课堂讲授的课程。改革班取得了令人印象深刻的教学效果。学生调查显示，有 68% 的学生比传统课堂课程更喜欢混合课程。混合课程最受好评的优势是灵活的学习时间（84%）和独立学习技能的提高（75%）。随着高等教育进入互联网时代，开发高质量的网络资源可能是提高教学效率和增强学生学习体验的最快、最经济的方法。MOOC 不能完全取代传统的生理学实验教学，但是可以成为生理学实验教学的重要补充。

附 3-1 生理学国家精品在线课程（含线上一流课程）

年份	名称	学校	课程负责人
2017	医学生理学	山东大学	刘传勇
2017	动物生理学	华中农业大学	李大鹏
2018	生理学	中南大学	罗自强
2018	运动生理学	苏州大学	张林
2018	麻醉生理学	徐州医科大学	张咏梅
2020	生理学	河北医科大学	武宇明
2020	运动生理学	湖南师范大学	汤长发

[本部分内容为河北省第二批新工科研究与实践项目（2020GJXGK001）：新工科背景下医工交叉协同机制与教育教学模式探讨与实践的阶段性研究成果]

（王 宇）

参考文献

[1] 赵栋栋，杨一捷 . 高等医学教育慕课教学模式探析 [J]. 中国教育信息化，2020，（2）：59-61.

[2] 新华社 . 中共中央国务院印发《"健康中国 2030"规划纲要》[EB/OL].（2016-10-25）.http://www.xinhuanet.com//politics/2016-10/25/c_1119785867.htm.

[3] 国务院办公厅 . 国务院办公厅关于深化医教协同进一步推进医学教育改革与发展的意见 [EB/OL].（2017-07-03）.[2017-07-05]. http://www.gov.cn/zhengce/content/2017-07/11/content_5209661.htm.

[4] 张晓玲，王娇，穆剑玲 . 微课、慕课在医学影像技术教学中的应用 [J]. 中国医药导报，2014，11（36）：129-131.

[5] 吴晓毅，刘长利，高伟，等 .《药用植物学》慕课的学习实践与教学

启示 [J]. 中国实验方剂学杂志，2017，23（16）：16-19.

[6] 郭宏伟. 医教协同背景下医学院校在线开放课程建设研究 [J]. 中国高教研究，2017，（10）：103-106.

[7] 宣丽颖，林琳，王春贵，等. 基于微课的翻转课堂教学模式在生理学实验教学中应用的可行性分析 [J]. 高教学刊，2016，（22）：119-120.

[8] 司马依·沙衣木. 生理学慕课教学资源的开发策略研究 [J]. 中国多媒体与网络教学学报（上旬刊），2018，（4）：27-28.

[9] 汪铭，胡兵，陈聚涛，等. 生理学慕课开发与应用探讨 [J]. 中国医学教育技术，2018，32（1）：38-40，41.

[10] 闫建国，王勇，辛敏，等. 慕课在护理学高职生理学教学中的应用 [J].2019，35（21）：3368-3370.

[11] 刘庆珊. MOOC+VR 技术在人体解剖生理学课程中的应用 [J]. 临床医药文献电子杂志，2020，7（13）：182.

[12] 孙缦利，李文娟，张文静. "慕课"背景下生理学实验教学改革初探 [J]. 中国继续医学教育，2015，7（27）：2-3.

[13]Shang F F, Liu C Y. Blended learning in medical physiology improves nursing students' study efficiency[J]. Advances in physiology education, 2018, 42(4): 711-717.

下　篇
课堂外教育模式改革研究

第四章 医学生的人文素养

大学教育不仅仅是对学生进行专业教育，它还有更重要的使命，这个使命就是培养学生完整的人格，净化学生的心灵，修养学生的品行，锻炼学生对事物进行批判的能力，培养学生终身学习的能力，这正是人文素质教育的内涵，大学中的每位师者都是这份使命的承担者和传承者。北京大学陈旭光教授指出："一个国家的国民人文修养的水准，在很大程度上取决于国民教育中人文教育的地位和水平。"

第一节 医学生的人文素质教育

一、人文素质教育

1. 概述

1998 年教育部颁发的《关于加强大学生文化素质教育的若干意见》明确指出文化素质是大学生的四个基本素质之一，文化素质重点是指人文素质。人文素质是人文科学的研究能力、知识水平和体现出来的以人为对象、以人为中心的精神，是一种内在品质。人文素质是新时代大学生所需具备的核心素养。

2. 人文素质教育的内涵和必要性

科学素质教育和人文素质教育是高等教育的两个重要方面，然而，高等院校往往重视学生的科学素质教育而不同程度地忽视了人文素质教育。就教育活动而言，科学素质教育是使受教育者掌握科学知识、技能和方法，培养他们的科学能力和科学品质。而人文素质教育包括了人文学科、文化、人类意识、精神修养四个层面的教育，它是指将人类优秀的文化成果，通过知识传授、环境熏陶以及自身实践使其内化为人格、气质、修养，成为受教育者相对稳定的内在品质，为受教育者打下文化和审美的基础[1]。

高等教育工作者首先需要明确人文素质教育的目的，明确了教育的主旨，明确了人才的成长与成才规律，人文素质教育才能有的放矢，否则我们的教育只能是照本宣科，机械地成为教书机器。

二、医学生人文素质教育

1. 医学生人文素质教育的重要性

随着医学和科学技术的发展，强化医学生的人文素质教育，培养医学生的人文素养非常重要。医学学科与人文素养是共同存在的，医学学科涉及人文知识与人文精神，是推动和谐社会发展的动力和源泉，加强医学人文素质教育，注重医学生人文素养的培养，有助于我国医疗事业的健康发展。此外，医学生的工作具有很强的实践性，在医学教学中培养学生的人文素养，将医学生所学理论知识与实践活动结合起来，能够帮助其形成良好的医德和责任感。

2. 医学生人文素质教育的现状分析

医学是研究人类生命过程以及同疾病作斗争的一门科学体系，一般将它归属于自然科学的范畴。而德国病理学家魏尔啸在著作《科学方法和治疗观点》中曾明确指出"医学本质上是社会科学"，这种观点也被很多学者接受并认同[2]。目前认为，医学是一门特殊的学科，既属于自然科学的范畴，又具有社会科学的特点，是自然科学与社会科学交融的学科。因此，医学虽然属于自然科学的范畴，但亦具有浓厚的社会科学的特点，其中中医学作为传统医学同时还受到中国古代哲学思想的深刻影响，是一门以自然科学为主体、多学科知识相交融的医学科学。总之，医学的学科特点既具有科学性，也具有人文性，人文素质教育对于培养高质量的医学人才至关重要。

然而，从目前来看，与医学专业教育相比，高等医学院校的人文素质教育仍然相对滞后，医学生人文素养还存在很多问题。比如，课程设置不合理，人文素养的培养没有专门的课程体系，多是在其他基础课程中得到体现；人文课程和具有人文特色的通识课程设置不全，课时不足，且大多为限选课或选修课，学生重视程度不够，难以达到满意的教学效果；人文素养的培养没有与实践教学充分结合等，这些在很大程度上抑制了医学生人文素养的提高 [3]。

3. 医学生人文素质教育的核心内容

（1）医学生人文知识的培养

医学是一门综合性科学，医学专业的大学生应具备丰富的人文领域的基本知识，虽说很难达到《黄帝内经》所言"上穷天纪，下极地理，远取诸物，近取诸身"的境界，但只要广泛涉猎文学、历史、艺术、哲学等人文基础学科方面的知识，则可广开视野，启迪心灵，触类旁通。领悟医理的深浅在很大程度上取决于对知识掌握的多寡，只有知识渊博，才能性情豁达，思路开阔，辨证明晰，左右逢源，得心应手。故少壮之年，要博于医籍，精于经典，功于通理，以多记为好；老大之年，还应博于杂学，通于哲理，处深克难，广得辨识。

（2）医学生人文精神的培育

医学人文精神由来已久。《大医精诚》云："凡大医治病，必当安神定志，无欲无求，先发大慈恻隐之心，誓愿普救含灵之苦。"山西省教育家、著名中医学家门纯德常言："医乃仁术，以济困扶危为己任，非品德高尚不能胜任，非医德高超不能成医立业。"当今医学已经由"生物医学模式"转变为"生物—心理—社会医学模式"，"以病人为中心"的医学模式对医学生人文素质的要求日益提高。医学生面对病人时，应该具备一种感同身受的体贴，一种一视同仁的平等，一份宽容善良的理解，一颗诚恳专注的耐心。"医乃仁术"，一个合格的医学生不仅要掌握扎实的医学技能，更重要的是将心比心，将人文知识内化为人文自觉，培育人文精神，建立人文价值，通过人文关怀彰显自己的价值。

4. 加强高等医学院校人文素质教育的措施探讨

（1）建立科学可行的人文素质评价体系和奖励制度

目前，医学生考研和就业压力逐渐增大，而医学院校人才评价和升学就业仍然以专业成绩为主，对医学生的人文素质重视不足，缺乏科学可行的评价体系。因此，导致学校、教师与学生对人文素质教育的重视程度均有限。要改变这一现状，就必须建立科学可行的人文素质评价体系，并与学生的升学就业相挂钩，从制度上激励医学生加强自身的人文素质。例如，在医学生实习阶段，高等医学院校可以在实习评价体系中加大对学生人文素质的考核力度，建立实习医院、带教老师及患者对医学生医术和医德的评价体系，实习期间表现优异者推荐免试攻读研究生等奖励制度，通过奖励措施激励医学生提升个人的人文素养。

（2）适当增加人文社会科学课程的比例

人文社会科学教育与医学专业教育都是高等医学院校素质教育的重要组成部分。由于高等医学院校的医学生专业课程课时多，负担重，导致人文社会科学类课程体系的构建不完善，大多以选修课方式为主，如《医学伦理学》《医学心理学》等课程多为任意选修课，课时相对少，授课形式单一，难以调动学生学习的积极性，激发学生的学习兴趣。因此，合理构建人文社会科学课程体系，加强人文素质教育，在专业基础课和专业课中适当增加人文社会科学类必修课程比例，采取多样化的教学模式和教学方法，如翻转课堂、案例讨论法、障碍性路径教学法等，必将有助于学生人文素养的提高。

（3）构建具有中医特色的人文教育课程体系

中国是一个有着五千年历史的文明古国，对于传统医学而言，中医学是中华民族在生产和生活实践中长期同疾病做斗争取得的极为丰富的经验总结，这些经验是通过中国文化继承和发展的。中医药的形成和发展与中国特有的文化密不可分，中国文化是中医传承的载体。因此，有别于西医院校，高等中医院校人才素质教育中还应构建具有中医特色的人文教育课程体系。其中，中国传统文化、中国古代哲学等相关课程均有助于中医院校的医学生提高人文素养，培养健全人格。上海中医药大学非常注重建设具有中医人文特色的通识课程体系，每年开设的《中国传统文化与化与艺术类讲座课程》《四书导读》《古文观止》等课程，帮助学生提升人文精神、爱国主义和敬业精神，深受广大学生欢迎，收到了满意的教学效果，值得其他院校借鉴[3]。

中医学理论源远流长，历史悠久，历代论著汗牛充栋。学中医离不开平时知识的点滴积累，中医著述常文义深奥，初学时医理未开，兴趣未启，最易因艰难枯涩而废学，这就需要习医者具备极大的恒心与毅力，只有坚持不懈地苦学深钻，迎难而上，虚心求教，才能蓦然解惑。勤学之外，苦思也是不可或缺的。孔子曰："学而不思则罔，思而不学则殆。"只学而不动脑子思索，只能生吞活剥或按图索骥，对于复杂的病证更无从着手，甚至易陷入困境。元·罗天益说："医之为病，病在不思。"读书要思考，临证更要思考，要悟道理，寻规律。中医学理论较为抽象，类比方法被大量应用，常以旁征博引阐明其理，往往给人以貌似模糊而内含哲理的感觉。中医是一个非常复杂的体系，单用精确定量分析研究似显局限，中医在长期实践中所得出的对疾病规律的认识，自有其独到而科学的内涵。对于错综复杂的疾病因素的条分缕析与归纳概括，对医生个人思辨能力提出了更高的要求。因此，医学生不养成良好的多思、勤思的习惯，必将导致思路局限、医术平庸、碌碌无为。

（4）注重专业教师人文素养的提升

目前，在高等医学院校中，往往由人文学科教师承担人文素质教育课程，医学专业教师大多注重于专业知识的传授与考核，而不同程度地忽视了人文素质教育。高等医学院校的临床专业教师不仅承担着理论教学，而且在医学实践教学中的示范作用至关重要。专业教师在实践教学中对待患者的态度对学生会产生直接的影响。因此，专业教师应注重提升自身的人文素养，而不仅仅注重于专业理念、专业知识与专业技能等方面的提升。教师对学生的医德教育绝不能停留在口头和书面上，教师在临床实践中为患者精心诊治时所表现出的高尚医德，是对学生最好的教育。因此，医学专业教师应该在诊治患者时身体力行，将心比心，以热忱的态度对待患者，为学生树立好的榜样。为此，高等医学院校可以通过学习培训等方式提升教师的教学基本能力，提高教学水平与教学质量，使专业教师掌握牢固的人文专业知识。陶行知先生说："要想学生好学，必须先生好学。唯有学而不厌的先生才能教出学而不厌的学生。"作为教师，应保持对知识孜孜不倦追求的态度，为学生树立良好的榜样。

[本部分为山西中医药大学教学改革创新项目"医学生医患沟通能力与人

文素养融合发展的人才培养新模式研究"（项目编号：2019031）的阶段性研究成果]

（李　霞）

参考文献

[1] 黄永柏，史也夫．医学生人文素质教育若干问题探讨 [J].思想政治教育研究，2001（3）：36-37.

[2] 苏占清．医学的学科属性是什么 [J].医学与哲学，1996，17（08）：410-412.

[3] 陈丽云，严世芸．中医院校加强人文素质教育的思考 [J].上海中医药大学学报，2012，26（2）：90-92.

第二节　医学生医患沟通能力的培养

一、医患沟通

1. 什么是医患沟通

沟通是信息交流，沟通的方式包括肢体语言、声音以及文字等。医患沟通是指医务人员与患者及家属之间就伤病、诊疗健康及相关因素等内容所进行的一种沟通交流。医患沟通中虽然以医生为主导，但是事实上医生和患者之间既是信息的给予者，也是信息的接受者，因此，医患沟通的过程是一种双向的信息互动过程。

2. 医患沟通的重要性

世界医学教育联合会《福冈宣言》明确指出："所有医学生必须学会交流和人际关系的技能。缺少共鸣（同情）应该看作与技术不够一样，是无能力的表现。"现代医疗进程中，大量先进的诊疗设备的运用虽然提高了疾病的诊断率，但是也在一定程度上造成医生对医疗仪器的过度依赖，门诊医生只开化验单和影像检查单而不做任何体格检查的情况时有发生，使医患矛盾逐渐加深。此外，医生如果在医患沟通的过程中缺乏沟通的策略和技巧，也无法实现与患者的有效沟通。而良好的医患沟通可以帮助医生获得有效信息，全面了解患者的病情，做出正确的判断和治疗，避免医疗纠纷，从而达到不断提升医疗技术水平的同时，能进一步改善医患关系。

二、医学生医患沟通能力的现状分析

目前，我国高等医学院校对医学生医患沟通能力的评价体系还不完善，而国际上相关评价研究较为全面，其中，SEGUE 量表是由美国西北医科大学编制和测试成熟的量表，被广泛运用于医学生沟通能力的评价中。SEGUE 量表由沟通启动、信息收集、信息给予、理解病人和沟通结束 5 个维度共 25 个条目构成，总分 25 分[1]。

1. 我们的研究

本项目组采用 SEGUE 量表对山西中医药大学 100 名即将进入临床实习阶段的中西医结合临床医学专业本科生进行了医患沟通能力的评价。结果显示，医学生中得分最高的为 23 分，得分最低者为 15 分，中位数 19 分，均数为 19.02 分，沟通技能小于 18 分的学生占比为 21%。通过分析发现，学生在医患沟通技能的 5 个维度中总体表现较好，得分率为 76.08%，如在准备阶段都能有礼貌地与患者沟通，说明问诊的理由和介绍问诊的内容；在信息收集阶段能详细地询问病史，用心倾听；在信息给予阶段能向患者解释实验室检查的结果；在与患者交流方面，均能保持尊重的语气；结束问诊时，也大多能耐心地向患者进一步说明下一步的诊治方案。

2. 存在的问题

然而，项目组通过分析 SEGUE 量表发现学生在以下几个方面仍有待加强，如一些学生在医患沟通时并没有完成从"以自我为中心"向"以患者为中心"的转变，在问诊时以自己提问为主，并没有鼓励患者提问，而且在提问时容易出现先入为主的诱导性提问；很多学生在信息收集阶段仅重视疾病本身，而忽略了系统询问影响疾病的社会、心理、情感因素（如生活水平、社会关系、生活压力等），忽视了与患者讨论目前疾病对其生活的影响，与患者的沟通内容单一化，无法引起患者共鸣；有的学生在医患体察沟通时难以体察并回应患者的语言或面部表情的暗示，容易出现尴尬停顿等。

3. 启示

通过以上分析，项目组认为学生待加强的几个方面均与对患者的人文关怀不足有关，应针对学生在医患沟通中出现的问题进行人文素养的培养。随着医学和科学技术的发展，强化医学教育人文素养非常重要。医学学科与人文素养是共同存在的，医学学科涉及人文知识与人文精神，是推动和谐社会发展的动力和源泉。

[本部分为山西中医药大学教学改革创新项目"医学生医患沟通能力与人文素养融合发展的人才培养新模式研究"（项目编号：2019031）的阶段性研究成果]

（李　霞）

参考文献

[1] 申丽君，孙刚 . 基于 SEGUE 量表的医生医患沟通技能评价研究 [J]. 中国全科医学，2017，20（16）：1998-2002.

第三节　人文素养与医患沟通能力融合发展的人才培养新模式

医学是实践性很强的学科，课程教学作为培养人文素养的主要途径，从理论到实践的转变至关重要。在医学生人文素养培养过程中，高等医学院校应该重视将其与实践教学相结合，让医学生加深对各种系统疾病的学习与了解，要求学生在临床实践中结合患者的实际情况与医护配合等方面存在的问题进行具体分析和解决，帮助医学生从实践中更好地掌握医患沟通技巧，充分发挥团队协作能力，从而培养医学生的人文素养。

一、开展提升人文素养的相关讲座

高等医学院校可以通过邀请知名医学专家和学者开展提升人文素养的相关讲座等方式，培养学生的人文底蕴和审美情趣，提高个人素养，以有助于其医患沟通能力的提升。项目组邀请著名的中医专家和学者开展人文素质方面的学术讲座，以满足学生的求知欲，提升人文素养。例如，山西省著名中医专家门九章教授对医学生进行的"君心厚德"学术讲座。门教授在讲座中将自己三十多年医疗和教育生涯的宝贵经验倾囊相授。门教授首先介绍了他的父亲——山西省著名中医临床专家、教育家门纯德教授。门纯德教授是山西省高等中医专科教育的创办者，他从1957年开始讲授中医时，就注重讲授为医者职业道德方面的有关知识，当时还编写了一本学习手册，称《医家五要》。即"要严肃而热情""要大胆而细心""要专心而认真""要保密而慎重""要谦虚而好问"。具体而言，每一位医者在临床诊疗过程中，态度要诚恳而热情，诊治要严谨而精心，"胆愈大而心愈细，智愈圆而行愈方"。门纯德教授经常说："一个好医生关键是不是真正做到了将心比心。做到了，你就达到了医生的标准。做不到，那你还有距离。""将心比心，善待患者"的家训，成为门九章教授遵循不舍的座右铭。门九章教授在大学任教之后，秉承父业，身体力行，并将父亲的《医家五要》进一步总结为"以德为尚，以学为道，以勤补拙，以心比心，以人为本"来教导学生，每年新生入学，都会将这一课讲给学生们，引导学生热爱中医事业。

门九章教授认为医生对待患者，最重要的就是理解与实践了"尊重"二字。作为教师，我们对学生的医德教育绝不能停留在口头和书面上，教师在临床实践中为患者精心诊治时所表现出的高尚医德，是对学生最好的教育。我们教导学生要理解患者，尊重患者，就必须以身作则，率先垂范。我们传给学生的不仅是医术，更重要的是其医德的言传身教。医生关心的是人的生命和健康，更应该宽以待人，严于律己，对待患者要以心比心。理解患者，尊重患者，精研医术，这是每个医者都应该具备的品质，同时这也是职业赋予每一名医生的责任和使命。要想成为一名合格的医者，任重而道远。"君心厚德"，高等医学院校的人才培养既要给学生传授专业知识和专业技能，也要注重学生的道德教育和人文素养的培育，从而培养医患沟通能力与人文素养融合发展的创新型医学人才。

二、探索个性化的医患沟通能力培养模式

目前，有关医学生医患沟通能力的培养模式研究缺乏个性化的特色，难以针对学生的不同类型与特点有针对性地进行培训。有鉴于此，项目组提出了基于 MBTI 开展医学生的医患沟通能力的模式研究。

1. 什么是 MBTI

MBTI 英文全称是 Myers–Briggs Type Indicator，中文名称是迈尔斯 – 布里格斯类型指标，是最权威的人格测试方法之一，作为人格类型评估工具被运用于教育和职业评估中。基于 MBTI 的人格类型分为四个维度：①按照个体注意力的方向，分为外倾（外向）型（E）和内倾（内向）型（I）；②根据认知方式，分为感觉型（S）和直觉型（N）；③按照判断方式，分为思维（理性）型（T）和情感（感性）型（F）；④依据生活方式不同，分为判断（主观）型（J）和认知（客观）型（P）。四个维度组合成 16 种人格类型，16 种人格类型又归属于四个类型，SJ、NF、SP 和 NT。

2. 高等医学院校医学生 MBTI 人格分析

人格是指个体独特的思维和行为方式，其形成受到遗传、环境、教育等多种因素的影响。人格类型不同，其思维方式和行为风格也不尽相同。不同职业群体之间人格迥异。因此，MBTI 被广泛应用于职业规划和评估中。例如，研究发现，不同文化背景的企业管理者 MBTI 的类型以思维（T）+ 判断（J）型为主，这种人格目的性强，重视规则[1]。我国某些高等医学院校开展了医学生的 MBTI 人格分析，结果显示，医学生最典型的性格类型是 ESTJ 和 ISTJ。例如，韩敬[2]对北京大学口腔医院应聘口腔临床专业的医学生进行人格测试，其主要人格类型为 ESTJ 和 ISTJ。武圣君[3]对某高校 317 名口腔医学专业学生进行 MBTI 人格测试，比例最高的人格类型分别为 ISTJ 和 ESTJ。国外学者的研究表明[4]，ISTJ 是比利时和美国医师中最常见的人格特征。中

外学者的研究具有一致性，结果表明，高等医学院校临床医学专业的学生 ESTJ 和 ISTJ 最多见，这两种人格属于 SJ 型（忠诚的监护人）。具有 SJ 型性格特征的人普遍具有强烈的责任心，服从规则，尊重权威，与医学职业要求匹配度较高。

3. 基于 MBTI 的医患沟通能力个性化培养措施

学生的人格类型不同，其学习方法、习惯和思维模式也不尽相同。因此，医学生医患沟通能力的培养应基于学生的人格差异探索个性化的培养模式。

（1）开展 MBTI 测试，提高自我认知水平

MBTI 人格测试可以帮助教师和学生了解人格特征，提高认知水平。一方面，教师在实习带教过程中，只有了解和掌握了学生的人格类型，才能有的放矢，针对学生的学习习惯、学习方式和思维模式进行针对性的个性化教学，取得良好的教学效果。另一方面，学生通过 MBTI 人格测试，熟悉了医患之间的认知差异，方能避免在与患者沟通过程中因认知不同所导致的沟通不畅。

医患之间缺乏有效沟通是导致医患矛盾激化的主要原因，医者应关注和分析患者的诉求。随着患者在就医过程中自主医疗意识不断增强，其需求与医生服务之间理解差距不断加大，患者希望和医生充分地交流与沟通，在诊治时有知情权，得到医生的理解与尊重。医患之间的人格差异是影响医患沟通的重要因素。医患沟通中医生为主体，因此，医患之间要想实现有效沟通，则需要医生充分了解自己和患者的人格类型及差异。英国学者的研究显示，医学生的人格特征与英国成人（潜在的患者）之间存在显著差异，分别体现在认知、判断和生活方式中[5]。特定的人格类型往往具有一定的思维惯式，医学生只有尽早了解自己和患者的人格类型，才能在面对患者角色转换障碍（如角色缺失如何角色强化）等复杂情况时增强自信心，自如沟通，获得患者的信任，从而提高患者的依从性。因此，在临床实践教学中增加 MBTI 人格测试环节，对医学生实施 MBTI 人格测试将有利于提高学生的认知水平，促进有效的医患沟通。

（2）普及医患沟通教育，采用多元教学方法

目前，我国高等院校的医患沟通课程大多采用传统的授课模式，难以重

现真实的医患交流场景，其实用性面临挑战。标准化患者又因其高成本而无法广泛使用。而且，不同人格类型的学生往往具有不同的学习方法和学习习惯。例如，判断（J）型的学生学习方式倾向于条理化，有计划地开展学习，而认知型的学生则更喜欢灵活、自主的学习方式。因此，只有采用多元的教学方法和授课形式，方能提升医学生的医患沟通能力。

第一，教学内容多样化。身心疾病的产生与社会心理因素密切相关。"生物—心理—社会医学模式"要求以患者为中心，医生如果能全面掌握患者的病情和社会心理状况，就能有的放矢，进行有效沟通与交流。而患者的教育背景、家庭出身、工作环境和生活方式决定了其易患疾病亦不相同，这就要求医学生广泛涉猎人文领域相关知识。目前，医患沟通课程多以理论学习和沟通技巧为主，教学内容的趋同性与单一性容易导致理论与实践脱节。因此，专业课教师可以在授课过程中增加人文社会知识的传授，使象牙塔内的大学生增加对社会的了解，提升人文素养，以快速提高医患沟通能力。

第二，教学方法多样化。多元的教学方法能帮助教师提高教学效率，更好地实现教学目标。例如，障碍性路径教学法以启发教育为主，通过导入临床病例，设置障碍，让学生以小组的形式分析和讨论病例，有效提升学生的技能水平及沟通技巧。三位一体情景式教学法是在问题式学习（PBL）教学理念基础上发展而来的一种教学方法，学生、教师、患者三要素形成一体，在患者参与下模拟真实的诊疗过程，启发学生独立思考。这些新颖而多元的教学方法都有助于引导学生加深对于疾病和患者的了解，构建临床思维，激发学习兴趣，提高教学效果。

第三，教学平台多元化。云课堂等远程教学平台的出现为多元化的教学提供了技术支持。在线学习平台可以摆脱时空的限制，有利于学生自主规划学习时间并充分利用学习资源。例如，有学者设计了一种新型的医患沟通学习软件，采用在线学习方式，使学生在与模拟患者互动交流的过程中认识到自己的不足，有针对性地进行在线训练，并通过及时反馈掌握医患沟通技巧，提升医患沟通能力[6]。多元化的学习平台使学生能够灵活、自主地安排学习时间和学习方式，合理利用学习资源，达到良好的学习效果。

（3）尊重学生人格差异，开展个性实践教学

评价医患沟通技能的 SEGUE 量表包括沟通启动、信息收集、信息给予、理解病人和沟通结束 5 个维度的内容。依据 MBTI 理论，不同人格类型的学生具有不同的思维模式。例如，内倾（内向）型（I）的医学生由于性格内敛，在与患者初次接触进行自我介绍和询问病史时，难以自信从容地进行有效沟通，导致患者的信任度和依从性下降。在信息收集阶段，与思维（理性）型（T）的学生相比，情感（感性）型（F）的学生较易移情，能了解患者间接表达的各种情绪情感，并对患者的情绪情感加以体认，在沟通过程中大多能鼓励患者提问与倾诉，从而达到较好的沟通效果。在信息给予阶段，判断（主观）型（J）的医学生往往倾向于使用专业术语，然而，对于教育程度较低的患者而言，医学专业术语与词汇会影响患者的知情同意，加大医患之间的距离感，影响医患之间的有效沟通。

医学生的人格特征不同，医患沟通交流时的薄弱环节也不尽相同。因此，临床实践教学时教师在解决学生的共性问题时，应针对每个学生的薄弱环节开展个性化教学。例如，内倾（内向）型（I）学生大多性格内敛、沉默寡言，在课堂提问和病例讨论时可以鼓励他们积极发言，对其发言及时给予点评和反馈，增强其自信心；在三位一体情境式教学中，鼓励内倾型学生与患者充分沟通交流，克服紧张情绪，掌握沟通技巧。思维（理性）型（T）学生大多比较理性，在充满痛苦与焦虑的患者面前，难以全面体察、理解和认同患者的情绪情感，在信息收集时往往采用诱导性的提问方式，容易挫伤患者回答问题的积极性，难以获得有效信息，从而影响医患沟通效果。因此，带教老师应在医患沟通中指导思维（理性）型（T）学生多用开放性提问方式，尽量避免诱导性或命令式提问。

医学之父希波克拉底曾言："医生有两种东西能治病，一种是药物，一种是语言。"语言是思维的载体，是沟通交流的主要工具。判断（主观）型学生应侧重其文学底蕴和语言技巧的培训。生物、心理、环境和社会文化因素都会影响语言的表达。教师在教学中应培养学生用通俗易懂的语言来解释医学问题的能力。专业术语通俗化既便于患者了解病情，也减少了医患之间的隔

阁，有利于促进医患的有效沟通。

综上所述，通过开展提升人文素养的相关讲座，以及探索基于 MBTI 的医学生医患沟通能力的模式研究，我们提出了一种医患沟通能力与人文素养融合发展的人才培养新模式，为探索多元化的人才培养模式提供思路。

[本部分为山西中医药大学教学改革创新项目 "医学生医患沟通能力与人文素养融合发展的人才培养新模式研究"（项目编号：2019031）的阶段性研究成果]

（李　霞）

参考文献

[1] 顾雪英，胡湜 . MBTI 人格类型量表：新近发展及应用 [J]. 心理科学进展，2012，20（10）：1700-1708.

[2] 韩敬，杨旭，尹英 . 北京大学口腔医院大中专毕业生应聘者的 MBTI 人格类型分析 [J]. 中国卫生事业管理，2011，（S1）：169-171.

[3] 武圣君，苗丹民，罗正学，等 . 口腔医学专业考生人格特点的中英样本比较 [J]. 中国心理卫生杂志，2006，20（11）：720-722.

[4] Claes N, Storms H, Brabanders V. Personality of Belgian physicians in a clinical leadership program. BMC Health Serv Res. 2018, 18(1): 834.

[5] Clack GB, Allen J, Cooper D, et al. Personality differences between doctors and their patients: implications for the teaching of communication skills. Med Educ. 2004, 38(2): 177-86.

[6] Sun C, Zou J, Zhao L, et al. New doctor-patient communication learning software to help interns succeed in communication skills. BMC Med Educ. 2020, 20(1): 8.

第五章　医学生的科研能力培养

现代大学发展的两大重要支撑是学科建设与研究生教育。科学研究是学科建设与研究生教育非常重要的一个契合点，科研能力是学科建设的重要指标，也是研究生教育的重要目标。科研能力包括创新能力、发现问题与提出问题的能力、分析问题的能力、解决问题的能力和反思及批判性思维的能力等诸多方面。

第一节　学科建设与研究生教育

一、学科建设

1. 学科建设的概述

学科建设是对学科的人才梯队、支撑条件、学科基地、管理体制、运行机制、学术环境等内容，通过投入人、财、物等硬件和软件资源，对学科的结构布局进行优化组合，凝练学科方向，促进学科发展，提高学科水平，使其成为高校履行人才培养、科学研究、服务社会、文化传承创新职能所依托的优质平台的一项长期、系统性工程建设的过程。它既是学术分类的名称，又是教学科目设置的基础[1]。

学科建设包含三个要素：一是构成科学学术体系的各个分支；二是在一定研究领域生成的专门知识；三是具有从事科学研究工作的专门的人员队伍和设施[2]。学科建设包含多种层次，是一所高校持续发展的根基，不可或缺，其重要性值得我们深入探讨。

2. 学科建设的重要性

（1）通过学科建设，可以展示学校的特色和优势

学科建设的做法各不相同，主要是根据不同学科的分类，不同学科的层次，基本上是选拔一些条件好、水平高、能适应时代发展趋势和与经济发展趋势相适应的学科，在这些学科上投入较大经费与精力，不断改进学科的建设方式，提高整体水平，促进科研团队、高质量人才的培养以及建设完善的实验基地。通过对重点学科的建设，带动其他相关学科的进一步提升，从而逐步发展优势学科，形成特有的学科风格。

（2）通过学科建设，可以促进学科带头人的成长，改善学科队伍的结构

科研条件的改善是吸引高水平人才的一个重要因素，这也是学科建设的一大成效。学科建设是一项非常艰巨的任务，考验带头人的能力。同样地，它也是对带头人的一种激励，促进其迅速成长，改善学科队伍及结构，进一步提高学校的师资力量，吸引人才。

（3）通过学科建设，可以完善学校实验基地的建设

在学校建设中，实验基地的建设是极其重要的。要改善学科的科研条件，本质就是建设更好的实验基地。要充分合理地利用学科建设经费，有足够的资金购进大型实验设备。通过实验建设，提高实验手段，跟进现代化进程，从而改善基地建设。

（4）通过学科建设，可以提高教师的科研及学术水平，推动硕博学位点的建设发展

学校主要是培养多方面的人才，要让学生有学习的动力，培养学生的创新能力，创造好的教学与科研条件，这就需要更为强大的师资力量。所以，吸引、培养高质量的教师，就一定要抓学科建设，只有这样才能提升教师的整体水平和科研能力。同时，还要推动学校硕博学位点的建设与发展，不断提高人才梯队的合理化建设、提升该学科的科研水平、实验基地建设的完善化，学位点才能更好地建立。

学科建设的范围包含很广，它还可从多方面促进教学质量的完善：提高教材水平、紧跟学术前沿、促进教育深化改革、带动教学工作的开展与实施、

更新与完善教学内容等。

3. 学科建设的目标

学科建设的目标是指在学科定位、学科队伍、学科研究、人才培养、学科基地、学科管理等方面形成的特色。在整个学科的平台上，通过对这些方面的改进和管理，达到对人才培养的高度与质量，即通过学科建设所取得的成效。只有正确了解学科建设的目标，我们才能有所针对，重点突破。

4. 学科建设的内容

学科建设是大学的基础性建设，因为一所大学主要是以学科为基础建构起来的学术组织。因此，学校工作的各个方面均离不开学科建设。我们需要从学科建设的内涵出发来考虑学科建设的主要内容，主要包括以下几个方面。

（1）调整学科布局

学科布局主要指学科的分布情况，它不仅决定了一所大学的学科结构，而且也反映了这所大学的整体水平，体现这所大学的学科特色。因此，调整学科布局应作为实施学科建设的首要任务。首先，进行科学定位。我们都知道大学的目标是人才培养、科学研究、社会服务。但高等学校的不少教师往往不能更深刻地了解学科，如何调整学科布局，以何种方式实施教学，培养什么层次的人才，如何真正做到服务国家、服务社会。因此，在学科建设上，大多存在着仅仅是追求"高、大、全"，缺乏特色，忽略了综合性、研究型、国际化、高水平、开放性。只有正确定位学科建设的目标，学科布局的调整才不会无从下手。其次，一定要结合本校的具体情况实施不同的措施，建构综合性的学科体系。将不同学科的精神、文化、思维方式和制度彼此融会贯通，使内容更全面，科学发展，从而达到共同促进学科布局的完善，满足社会发展需求。

（2）完善学科组织

学科组织是学科布局的载体，学科的发展必须依赖于学科组织。大学应该结合实际情况，积极地进行学科组织的改革，不可将学科过于分割。学科本质上应该是一体化的，没有学科可以独立存在。而对于学科的割裂也只是为了满足教学的方便罢了，其本质还是一体的，各个学科之间亦是相互渗透、相互关联的。所以，大学应根据实际情况积极进行学科组织的改革。

（3）组建学科队伍

学科队伍是学科建设的主体，"众人拾柴火焰高"，团队的力量一定有着更强大的支撑作用，学科的建设亦是如此，它依托于整个团队。没有高水平的队伍支撑，就不可能有高水平的学科建设。首先，要坚持以人为本。人是队伍的主体，要尊重每位学者的观点，营造一个宽松的学术氛围和高素质的环境。其次，要有合理的队伍结构。各个学科都有属于自己独有的特色，但也并不是毫无结构可言的。一般来说，一支健全的学科队伍，应有1名学科带头人，3~5名学科骨干和一个包括若干科研助手、事务助手、技术助手在内的支撑体。最后，必须要高度重视并充分发挥学科带头人的作用，因为学科带头人对学科队伍的定向作用、管理作用和整合作用不可小觑。

（4）确立学科方向

任何一个学科都有很多的发展方向，选择学科方向，包括选择学科方向的数量和确立具体的学科方向两个方面。选择学科方向的数量要根据团队力量来确定，师资力量强，则可尽可能地确立多个学科方向；反之则要少确立几个学科方向，避免力不从心。确立具体的学科方向，要遵循两个原则：一要深入学科前沿，根据其前沿性决定学科建设的时效性；二要考虑学科建设的可行性，缺乏了可行性，那么就没有实际操作的意义了，一定要根据时代的发展，正确探讨其可行性。

（5）争取科研项目

项目是学科建设的突破口，也是学科建设的得力"抓手"，通过争取重大的战略性、基础性的科研项目，不仅可以获得有重大影响的科研成果，而且能较好地促进相关学科的师资力量建设、高水平的研究生培养和研究基地的建设。学校通过设立项目，既可以达到宏观调控、重点建设的目的，又能提高学科建设经费使用的效益问题。同时，学校在设立项目时，要做到全面化，考虑到各个学科的不同特点，从小到大多方面均要重视。

（6）建设学科基地

基地是学科发展的物质基础和平台，它可以为学科建设发展提供良好的研究、实验环境和条件。在建设上，坚持高起点、高水平、高标准，确保能够为从事基础性、前沿性、应用性较强的高、大、精、深、新的课题研究提供有效的支撑；在管理上，由专门机构和人员负责管理；在使用上，确保基地的通用性、共享性、开放性。统筹管理，较好地促进学校的学科建设。

以上六个方面相互促进，相辅相成。在具体建设过程中，各学校要根据自身情况，分清主次，重点突破，全面推进，构建适合本校发展的学科建设，为研究生教育的培养打下坚实的基础。

二、研究生教育

研究生教育是一个由不同管理方式、不同模式、不同层次、不同规格所构成的系统。

1. 研究生教育的重要性

国家的人才培养及科技创新的主要因素之一是研究生教育，国家的目标是培养高素质的科技创新型人才，研究生教育承担着科技发展能力的重大责任，是引导"双一流"建设的必要条件，也是建设科技创新型强国的关键因素。因此，培养高素质人才的研究生教育，是建设世界一流大学的重要组成部分。

教育结构中的最高层次是"双一流"建设，研究生教育的内容从科研能力、学术水平、学科建设和导师队伍建设等多个方面对"双一流"建设具有重要的、积极的意义。"双一流"建设需要高素质的研究生教育作为支柱，在研究生面临挑战和机遇时，应加强科技创新能力。因此，摸索出更加适应学校发展的教育模式，完善教育体制改革，打造"中国特色、世界一流"的高质量研究生教育，以一流的研究生教育为支撑，对于打造世界一流大学和一流学科至关重要。

2. 研究生教育面临的挑战

（1）市场的竞争对人才培养提出新挑战

当前，信息科技、生物技术、新能源等各种技术快速发展，且在世界范围内高度渗透。世界格局的改变、经济的飞速发展、新技术的不断创新和突破，都提出了对高质量、高水平人才培养的高标准要求。竞争日趋激烈，研究生教育的培养就显得更为重要，迫切需要中国大学培养出更多的行业人才和学术人才，顺应当前的市场竞争，提高综合国力。

同时，一些发达国家，如美国、日本等在研究生教育上的改革不断精进，面对研究生教育的各方管理制度进行创新，并将其作为长期战略。不断推进研究生教育改革、创新发展动力以及国际竞争力，加大资金和精力的投入。当前，国内的研究生教育，除少数一流院校外，与这些国家相比，总体上还有一定的差距，存在一些问题。

研究生本身也需要加强自我管理。首先，努力提升整体创新能力和实践操作能力；其次，不要仅仅局限于学习方面，更要全方位完善自我。

（2）研究生培养模式需要进一步完善

①要进一步完善教育教学模式。目前，研究生的教材水平还缺乏更多的前沿知识、各部分之间的衔接也不够紧密，教学内容不精的问题也存在，需要进一步改进；课程设计的总体质量还不高，培养创新能力的课程也相对较少，创新能力的培养需要进一步加强。

②要进一步提升教育的国际化水平。学校需要多进行国际交流与学术探讨，多组织研究生参加国际学术活动，了解国际上的学术前沿；同时，增加留学生人数，提高生源质量，加强国内外高校之间的合作与交流，不断提高学校的国际影响力，逐步缩小与一流大学的差距，实现合作共赢。

③要进一步提高创新能力与教学质量。目前一些学校所提供的创新平台还不足以全面提升研究生的科研及创新能力，设备及资金也不足以支撑实践基地的完善。应着眼于教学质量的提高，尽可能多提供优质的平台以培养研究生的创新能力。研究生也不应仅仅局限于课本的知识，更要从实践中得到锻炼，促进自身的高质量发展。

（3）研究生导师的育人作用需要进一步提升

要进一步加强对导师的管理，强化导师的责任。研究生培养的质量高低取决于多种因素，但无疑导师是其中最为重要的组成部分。少部分导师和研究生没有正确认识二者之间的关系，导师将学生作为服务自己的劳动力，帮助自己完成任务，而学生也只是单方面跟从导师建议，未能深刻认识自己，对未来的目标不够明确，过于依赖导师，为了完成任务而完成，双方缺乏更多交流与互动。

要进一步提升导师团队的整体水平。一个好的团队对研究生来说是极其重要的，其团队的操作能力、创新能力与协作能力、国际视野等多方面水平都要足够优秀。在这种高水平团队的带领下，研究生可以充分发挥自己的特长，展示自己的能力，多方面地锻炼，提升自己的科研等各方面的能力，获得快速的发展。

3. 研究生教育的改革与实践

（1）深化改革，构建"本硕博"一体化贯通培养

高等中医药院校应准确地把握学科内涵，按照不同的学科类别、学制与学分要求，全面规划研究生教育，从而解决学科知识体系架构和纵向贯通的问题。在高年级的本科生的教学培养中，应分学科、分模块、分类型地进行更有效、更全面的培养；精淬课程，完善知识体系和对课程的要求，选择更符合人才培养方案的课程，优化教学大纲，去掉重复的课程，培养学生的兴趣。

国务院在 2020 年下发的《关于加快医学教育创新发展的指导意见》文件中指出："试点开展九年制中西医结合教育，培养少而精、高层次、高水平的中西医结合人才。"基于国家的战略，中西医结合一级学科应该制订"本硕博"一体化的培养方案，给本科生提供多样的培养计划，打通本科生提前选修硕士、硕博连续选修课程的渠道，给学生提供多种选择，加快人才培养进度。

高等中医药院校需凝练总结"本硕博"一体化贯通培养的内涵要求，从教材建设、实践创新平台、奖助体系、培养方案、培养模式、国际交流、素质能力、保障体系八个方面推进一体化培养，从深度和广度多方面提升学生的创新能力，培养高质量、高水平的研究生。

（2）多措并举，提升研究生学术创新能力

①建立研究生的有关管理制度。提高对研究生科研学术水平和生活的管

理及申请博士学位的学生的科研能力和学术要求，形成导师为第一责任人的培养人才制度。导师应发挥好模范带头作用，研究生学院应完善管理体制。

②建立研究生与导师的与学术有关信息交流机制。应进一步完善对基本科学指标数据库（Essential Science Indicators，ESI），及高热点论文和高被引论文的统计、数据分析工作，完善并加强导师和研究生的有关学术信息跟踪工作。

③完善研究生创新及标志性研究成果的考核。进一步加大对教育教学等理论成果、优博（硕）论文、课程、平台、教学团队、联合培养基地、高质量学术成果和教材等的培育。对博（硕）士研究生，实行标志性研究成果（代表作）考核的制度。

④加强扩展外部人才培养资源。完善与行业、单位之间及科研院所的资源共享及交流。吸引各方人士加入人才培养的工作，以便能够更好地扩大创新创业资源、适应社会对各型人才的需求、拓展人才成长渠道。

（3）应用督促与引导结合的方法，进一步完善研究生质量评价保障管理机制

①加强对研究生培养过程的监督。高等中医药院校应设立研究生质量保障部门，利用现代化信息技术对研究生进行指导与评价，进一步加强对论文开题、中期考核、毕业答辩等培养过程的管理及监督。发挥督导组在加强研究生培养中的"督""导"作用。

②严格把控研究生质量关，提升学校的内在动力。学生作为学校的主体，一定要时刻清楚自己的责任。应把管理中心移至研究生，加大对其审核力度，严把研究生培养的质量关。从学习、生活等多方面加大考察力度，将评教评导结果、学位论文盲评情况、研究生标志性成果等作为研究生教育的关键指标，严格审阅，激励与批评共进，使招生、考核等各项资源协调分配，向培养高质量、高水准、富有特色的"一流"学科倾斜。

③加强学术道德建设及人才素质培养。在对研究生入学教育、在校考核、导师培训中严格把关，完善奖惩制度，强化质量管理。加大对科研诚信、学术道德教育的宣传力度，使师生时刻铭记于心，对学术造假行为做到"零容

忍"，对不诚信行为按等级进行严肃批评教育。对学术不端行为的出现，无论是学生或导师，都要严肃处理。

（4）以德育人，建立并完善全方位、全过程的育人机制

①进一步加强对全国高校思想政治工作会议精神的落实。建立健全高校思想政治理论课程、"三全育人"的落实措施，使导师作为研究生思想政治教育的主要关系人，加强对研究生思想政治的教育。在导师评价及课程评价的系统中，进一步加强对意识形态责任等工作措施的落实与完善。

②进一步加强对研究生管理与服务制度的落实。建立健全研究生档案，对研究生进行分类培养。加强对研究生的身体素质、心理素质、思政道德等方面的培养。设立以学生为核心的管理机制，为学生寻求职业生涯发展及支持平台、文化交流传播平台、发展型资助平台；并建立高效运行的学业指导中心，加强对培养学业团队指导工作的落实；积极设立有关职业发展、就业指导等方面的课程；完善学生心理咨询平台建设、心理危机的及时干预、治疗机制等的管理。为各类学生建立健全的心理管理体系。

③进一步加强教育教学课程的一体化建设。建设统一的以思想品德修养、社会实践活动、科研能力训练及学术能力创新、社团活动参与等有关联的学习方式，有效提升第二课堂的育人功能，并成立融一、二课堂的课程建设指导委员会，进行卓有成效的管理。不断拓展研究生的各方面的创新，提供科研创新平台，鼓励并支持研究生多参加导师的相关科研活动，以提高研究生的科研创新能力及学术水平。

三、学科建设与研究生教育的联系与发展

1.学科建设与研究生教育联系密切、相辅相成

在高等中医药院校的建设发展过程中，学科建设和研究生教育这两大组成部分相互联系、相互促进，共同发展，起着重要的支撑作用，二者的协调发展和内在联系被作为高校办学成功与否的重要标志。学科建设是基础，它的发展促进了研究生教育的顺利展开，为培养高质量的研究生提供了有力保障。反过来，研究生教育的高效开展又推动着学科建设，促进其进一步完善。

学科建设状态和相关的指标是体现一所学校发展水平的重要指标，加强学科建设是高等中医药院校生存和发展的核心。一方面，在学校的发展过程中，学科的发展起着至关重要的作用，为社会服务的功能大小、质量高低，关键在于一所高校的学科建设水平如何。因此，高等中医药院校均把学科建设作为工作的核心。另一方面，研究生教育也是一所高校人才培养层次高的表现，高质量的研究生培养需要以学科建设为基础。一流高校的学科建设往往是更为完善的，特别是所有的一流学科。学科建设成功与否重要体现在人才的培养上，没有完备的学科建设就没有一流的研究生教育。研究生教育的实施必须要遵循学科发展的规律，从实际情况出发，二者相互交流，彼此促进，相辅相成。在实际工作中应把二者结合起来，促进二者的协调发展[3]。

2."双一流"建设中对学科建设与研究生教育有较高的要求

"双一流"建设方案中提出五大建设任务：建设一流师资队伍、提升科学研究水平、培养拔尖创新人才、着力推进成果转化和传承创新优秀文化[4]，这些建设任务是以学科建设为基础，且与高质量的研究生教育密切相关。

由此可见，"双一流"建设中，学科建设和研究生教育作为"坚实的堡垒"，其开展得成功与否从根基上决定着高校的建设质量。二者从多方面的指标上都有着高度的一致性，尤其是在人才培养、科学研究以及服务社会上，人才培养中特别是研究生教育作为培养高层次、高质量人才的主力建设项目，高等中医药院校应高度重视并以"双一流"建设为目标，从多维度开展工作，全面提高教学质量和学科建设水平。

此外，相较于部属院校，许多地方院校面临着严峻的挑战，尤其在其学科建设和研究生教育的协同发展的重点实施上变得更加的迫切。也要求其能更深层次地理解二者之间的相互关系，寻找二者的重要着力点和整体协作，不断改进，采取正确的措施改变以往的无序发展状态，不断推进学科建设和研究生教育的高质量、高内涵发展。[5]《国家中长期教育改革和发展规划纲要（2010—2020）》指出我国研究生教育应推进研究生培养机制改革，以重点学科建设为基础，继续实施优势学科创新平台建设，产学研结合，扩大应用型、复合型、技能型人才培养规模，加快发展专业学位研究生教育。

3. 着力推动学科建设与研究生教育的内涵式发展

学科建设的发展成效与研究生教育的培养质量成为如今高校建设的重头戏，以学科评价结果的公布、学位授权点的批准等方式呈现出来，作为高等中医药院校办学质量的好坏、办学水平的高低的评价指标。

从评估指标的要素来分析二者的内涵及联系，可以发现，有师资队伍与资源、人才培养质量、科学研究、社会服务与学科声誉等 4 个一级指标，并以此为基准进行评判。在 4 项一级指标下，又被细分为多个二级指标。例如，可以从优秀教师授予、优秀学生选拔、学生论文的高质量高数量发表、学生国际交流活动、科研平台的支持、科研项目的申报、学习成绩评优、获奖证书等多个方面来评估人才培养质量[6]。

学科建设是高校办学的重要举措，研究生教育是高校的主要任务。要让二者协调发展，就必须从办学目标、管理机制、科研成就等方面入手，从行政部门、教职工管理部门、财务部门、学生群体等多主体入手[7]，将高层次学科建设和高质量人才培养相互结合，共同促进，推动二者内涵式、协调性、可持续、全方位发展，形成周而复始的良性循环。

此外，科学研究是学科建设与研究生教育非常重要的一个契合点。科学研究是学科建设的动力和中心内容，一个学科高层次的建设水平需要靠一个个科研成果来实现。对学生来说，科学研究是一个创造知识的过程。在此过程中，可以逐步形成新的观念和建立新的思维方式，同时也是建立且发展新型学科、边缘学科、交叉学科的重要过程。

因此，学科建设中的科学研究既是教学方法改革的源泉，也是研究生教育中的教学内容。科学研究是学术突破的重要前提，其对前沿科学的不断探究，寻找新的突破与进展，有利于新的学科体系的发展与完善，有利于对高水平人才的培养，提升整体素质，有利于学校的整体建设。科学研究为提高研究生的培养质量提供了有力的保障[8]。在具体工作中，要特别注意从多维度锻炼研究生的能力，这样有利于其科研能力、团队协作能力和创新能力的提高。同时，这样还有助于研究生及时地了解学科的最新发展动态，不断增强研究生的使命感和责任感。

[本部分为山西省研究生教育改革研究课题强化学科建设中的全方位多层次协作，提高研究生科研能力的培养模式探讨——以中西医结合基础为例（项目编号：2019JG195）的阶段性研究成果]

（宋丽娟）

参考文献

[1] 李莹．学科建设与专业建设协作发展路径分析 [J].科教导刊（中旬刊），2017（12）：49-50.

[2]《学科建设的内容与目标》，来自百度文库.

[3] 房莲．南京中医药大学公共管理学科建设与研究生科研能力培养探讨 [J].现代经济信息，2016（14）：373+375.

[4] 刘国瑜．论世界一流学科建设与研究生教育高质量发展的协同推进 [J].研究生教育研究，2019（5）：21-25.

[5] 李育林，刘书成，吉宏武，章超桦．地方高校重点学科建设与研究生教育内涵式协同发展研究——以广东海洋大学食品科学与工程学科为例 [J].中国现代教育装备，2019（09）：59-62.

[6] 李育林，陈汉能，刘书成．地方高校重点学科建设与研究生教育改革协同互动研究 [J].黑龙江畜牧兽医，2019（19）：161-164.

[7] 齐昌政，郝书会，赵弘，汪志明．论学科建设与研究生教育的协调发展 [J].研究生教育研究，2014（3）：66-70.

[8] 周贤良，明芳．学科建设与研究生教育 [J].南昌航空工业学院学报（社会科学版），2000（2）：82-83.

第二节　科学研究是学科建设和研究生教育的重要契合点

一、科学研究发展与融合之背景

1. 建设一流学科需要高质量的研究生教育

学科具有两种不同形态，既指知识形态的"学科"，即各种基础知识学科分类；又指组织形态的"学科"，即具有层次结构并面向社会的学术组织。学科建设的本质是通过知识的传承与创新形成并保持学科优势的过程，即在学科建设的诸多内涵里知识体系的建构和创新是关键，也是推动研究生教育中教学内容和方法革新的动力。

建设世界一流学科，关键是要在学科的主要研究领域达至卓越，并在不断探究中延续和保持自身的优势。作为科技创新与高层次人才培养的重要基础，研究生教育是在适应当前学科建设层次与成果之后，并适应其深入发展提供科研成果和高层次专门人才需要而产生发展的，是推进学科建设的重要力量。学科建设与研究生教育在高等中医药院校在拔尖创新人才培养、现代科学研究、适应社会需求等要求上具有高度的一致性和重合点，尤其是在以研究生教育为代表的高层次人才培养质量的维度上，是高校利用科学研究为纽带提高学科建设与研究生教育的共同点。同时，学科建设与研究生教育是现代大学发展的两大支撑，在"双一流"建设背景下，以科学研究为契合点，重视和提高人才培养质量，打造一流的研究生教育愈发受到重视，被视为提升高校学科建设和整体办学水平的必经路径[1]。

党中央、国务院高度重视世界一流学科建设，要求这些学科尽快提升基础科学研究水平，争做国际学术前沿的并行者乃至领跑者。因此，我国高校的世界一流学科建设要将科学研究与研究生培养紧密结合起来，充分发挥研究生教育在提升学科科学研究水平中的重要支撑作用。科学研究和研究生培养是重点高校学科建设的基础，学科建设的质量与科学研究和研究生培养之间存在必然联系，而这种联系正是通过科学研究为纽带的[2]。

2. 医学研究生需要有较强的科研能力

我国正处于"十四五"变革的起始阶段，作为承上启下的重要阶段，教育改革应更加重视适应新时代的新型人才和高等人才培养。因此，在高等中医药院校中，合理的学科结构是建立良好学科生态的基本前提，是促进学科协调发展的必要条件，是培养社会所需人才、创造社会所需成果、传承社会所需文化的坚强柱石。只有当学科结构与经济结构相适应时，学科组织才能高效地承担相应职能，履行相应使命。从这个意义上来说，高等中医药院校应加快推进学科建设，调整学科结构，优化专业设置，凝练研究方向，为新时代中医药事业的高质量发展做好充分准备。

随着时代的进步和医学水平的发展，医生要求成为医－研－教全面发展的复合型人才，按照教育部、卫生部关于《本科医学教育标准——临床医学专业（试行）》的通知要求，科研能力的培养是临床医学本科生需要达到的重要目标之一。由此可以看出，国家对科研人才培养的重视，而医学研究生作为科学研究工作的重要参与者，也是国家学术科研创新体系队伍重要的后备力量。研究生正处于科研能力与创新能力培养的重要和关键时期，他们的科研能力如何，关乎着国家科技研发与科技创新的未来，而是否能交出高质量、高影响力的科研成果，关键在于研究生科研能力的培养。

3. 科学研究促进学科建设和研究生教育的融合发展

科学研究是学科建设与研究生教育非常重要的一个契合点，科研能力是学科建设的重要指标，也是研究生教育的重要目标，是衡量研究生培养质量的重要指标之一。

科研能力是科学学位研究生综合素质的集中体现，包括创新能力、发现问题与提出问题的能力、分析问题的能力、解决问题的能力和反思及批判性思维的能力等诸多方面。虽然现阶段我国高等中医药院校的科研水平和影响力有了明显提高，但还存在着科研论文总体质量不高、平均被引用次数较少、被引论文所占比例偏低等问题，而跨领域、跨机构、跨国界的科研协作能力不足、科研辐射范围局限是其中的重要原因^[3]。因此，高等中医药院校只有提升学科建设的层次，才会更好地带动科研水平的提升，只有更好的科研水平和平台环境，学校研究生教育的品牌影响力才会进一步增强，服务高水平中医药大学建设的贡献度才能显著提升，从而为一流学科建设奠定更加坚实的基础。

由此看出，学科建设和研究生教育可以通过科学研究为纽带产生良好的循环互动、同频发展、共同进步。

二、高等中医药院校科研能力培养现状

1. 学术科研型硕士的科研能力定位

研究生作为核心的科研力量，不仅代表着一所高校的最高水平，也是我国研究生教育平均水平的体现。在"十四五"即将到来之际，研究生的平均水平也体现着我国社会、经济、科技、文化的发展现状，也与我国建设创新型国家的战略息息相关。2009 年之前，我国的硕士研究生由于培养模式以学术型为主，导致研究生的科研实践能力较差^[4]。2010 年开始划分专业型硕士和学术科研型硕士，而学术型硕士教育主要培养具有科研能力的理论研究型人才，正是这种改革使得我国学术科研型研究生教育有了更具体的方向和标准，以提升科研能力和科研素养为主要目标成为高等人才暨研究生教育质量的核心和关键。

2. 研究生科研能力培养过程中存在的问题

结合文献研究，可以将科研能力的构成维度划分为创新能力、逻辑思维能力、资料搜集与处理能力、语言表达与理解能力、问题发现与解决能力等五个方面。通过研究生科研能力的过程观视角分析，发现存在如下问题。

（1）科研的创新能力问题

创新是研究生教育的灵魂，是研究生教育的核心竞争力。通过对创新能力现状的分析发现：在研究主题上，部分研究生喜欢重复选题，试图通过安全选题，简单分析降低论文难度。在研究内容上，部分论文仅将研究问题点到为止，未对研究问题进行深入的解剖式分析，使得文章略显空泛，给读者

留下一种戛然而止、泛泛而谈的印象。在研究方法的使用方面，热衷于常规方法的使用，更有少部分论文仅采用一种研究方法，试图寻找一种普适的、僵硬的研究方法机械式地解决全部问题，以至研究上的突破、创新难以实现。在研究结果上，喜欢抄书或是抄人，不善于提出创新性与价值性兼备的建议。

（2）科研的逻辑思维问题

研究生逻辑思维能力现状主要表现为：一是归纳总结能力欠佳，研究总体过于"苍白"。例如，通过进一步分析论文综述发现，部分论文喜欢简单罗列他人观点，热衷于以"学者……提出……"的形式对已有研究的观点进行罗列，仅有少部分文章对已列出的观点进行分析、类比、总结；二是缺少质疑精神和对文献的批判性思维，缺少对已有研究的反思，对已有研究持多赞同少质疑的态度。

（3）科研的资料收集与整理问题

资料收集与处理能力是支撑研究生从未知到已知的重要物质保障。经分析发现，在资料搜集途径上，除了使用知网外，部分研究生不熟悉其他获取资源的途径，如 Planta Medica 电子期刊、SCI 数据库等。在资料使用方面，本学科权威文献使用率低、外文文献使用率更低。例如通过对比国内外综述篇幅发现，国内综述篇幅远高于国外综述篇幅，更有少部分论文无国外综述。在资料处理方式上，处理方式简单，部分研究生不具备足够的资料处理能力。例如部分论文数据的研究方法仅停留在基层阶段，中高级统计方法鲜少涉及。

（4）科研中的专业写作与理解问题

日常交流、论文写作、参加学术会议等日常项目都需要足够的语言表达与理解能力，通过观察研究生学位论文可发现：一是部分研究生论文措辞不严谨，问题表达不简洁，有少部分论文存在错别字现象；二是英文表达能力不强，由于部分研究生论文的英文摘要是通过翻译软件生成的，英文摘要中存在明显的语法错误以及用词不严谨现象。

（5）科研的问题发现与整理解决问题

科学研究的目的就是发现问题、解决问题，目前科研的盲从现象显示出研究生的主观能动性较差，论文题目相似度高，研究"套路"基本一样，还有部分论文在研究过程中并未抓住研究的核心问题，找不到研究的切入点。归结原因可能是由于简单的"三装"造成的，即学校将国家的文件直接打包装到各个研究生院；研究生导师喜欢将自己的知识直接装入研究生的脑子里；部分研究生假装自己什么都懂，逃避系统的学术训练。

3. 学校在研究生科研能力培养过程中存在的问题

随着社会、经济的快速发展和科学技术的不断进步，对科研人员的培养提出了更高的标准和更高的能力素质要求。作为科研型研究生的培养，同样也面临着更高的挑战。目前，医学学术型硕士研究生培养过程中学校层面也存在一些问题，主要包括如下几个方面[5]。

（1）研究生课程教学质量不高

研究生的课程安排上大部分内容是对本科课程所学内容的进一步深化或重复，比如各专业的专业基础课的重复。与本科时期相比，许多课程内容已经充分学习过，研究生阶段目的更多的是对所学知识的深化，但不合理的课程安排和课程内容占了绝大部分课时，使得研究生接触本学科的前沿领域的机会减少[6]。与一流大学所设置的灵活多样的课程相比，部分高校研究生课程体系结构不合理、课程设置枯燥且重复、授课时间不合理、内容不细致及教学方法较为单一。同时，由于考核评价机制不完善，造成课程教学质量及学习质量均不高。医学学术型研究生的课程教学忽视了基础理论的继承和创新发展，过多注重实验技术培养，且局限于细胞、动物等基础实验，尤其以中医学研究生过多接触动物实验导致"忘本"这种弊端更为凸显。这种不合理的课程安排与偏向性的教导忽略了对研究生综合能力的培养，导致学术型研究生只专注于实验操作，对于实验的意义和存在的问题并不透彻，更缺少对新视角、新观点、新问题的思考，制约了研究生创新思维的培养。

（2）研究生培养平台资源不足

科研型人才的培养离不开实验研究，而国内许多医学院校现有科研条件还比较差，存在硬件条件不足、实验室设备陈旧、高精尖实验仪器较少等问题，造成科研过程不精准等问题。同样，软件问题也存在着许多窘况。随着研究生招生规模的不断扩大，研究生培养过程中师生比例失调，或者由于本方向导师较少，安排与自己专业不符的导师教导。研究生进入实验室后，由于教学人员较少或时间精力所限，往往由学长帮助，造成教学不正规、流程不详细等问题。另外，部分研究生习惯于理解、接受和掌握现成的知识，缺乏自主学习精神和主动思考精神，创新意识较差，缺乏发现问题、寻找问题和解决问题的创新能力。

与此同时，研究生培养过程中缺少高水平的学术交流平台，学术交流不频繁、不高端，不接触前沿动态，师生之间也缺乏经常的互动和讨论，研究生获取学科最新研究进展的机会较少，也影响了研究生创新能力的提升。

（3）缺乏对研究生科研道德素养的培养

科研道德要求医学研究生对课题设计及课题研究持严谨态度，对实验结果数据保持实事求是，是医学研究生最根本、最重要的素质。近年来关于我国科研行为不端，特别是弄虚造假现象的报道层出不穷。科研行为不端不仅阻碍科学进步和健康发展，甚至损害我国科技事业的国际声誉和公信力，造成我国真正高水平的研究成果难以得到国际学术界的认可，会产生严重的负面影响。部分高校对研究生毕业有明确的发表论文的要求，有些研究生为了顺利拿到毕业证书、学位证书，不惜"走捷径"伪造篡改实验数据；有些研究生为了评奖评优，大量发表未经论证、不切实际的、低质量的论文。一旦受到此类短期利益的驱使，一些研究生很容易出现科研行为不端的非理性选择，树立反面典型、对社会和大众产生负面影响。

（4）缺乏对研究生科研热情的培养

研究生学术研究兴趣缺乏的原因受多方面因素影响，包括所选专业不喜欢或在科研过程中发现与自己期望有所偏差、实验设备老旧影响实验结果、指导教师在研究生学习时没有对研究生进行针对性的系统的方向性的指导，等等。研究生个人原因等诸多因素都会影响研究生对科研的热情，因此摆正心态，提高学生对该专业的兴趣显得尤为重要。

（5）对研究生论文写作规范上的要求不够

由于目前高校把学位论文作为授予学位的一个重要标准，导致学生们科研能力不达标也可以通过论文写作顺利毕业，使得很多学生为写论文而写论文，甚至开始不重视科研工作，而想方设法地来完成学位论文，从而出现了很多论文理论与实际应用完全脱节，论文内容空洞且质量低下。科研是一个连续的工作，不仅应该学生在校期间就努力完成，即使走上社会，走上工作岗位也要通过实践进一步完善，要用可持续发展的观念来对待科研。科研过程与科研论文二者是相得益彰的关系，不能忽视科研过程而只重视结论。

（6）缺乏对研究生的个性化培养

科研工作应该在学术研究上具有独特的风格，对问题的分析和处理都有独到的见解，而部分学术型研究生不具备处理问题的灵活思维与独自分析问题的能力，对已有的学说或学术成果总是采取赞同的态度，不善于思考问题理性看待，更不会将不同的看法和反对意见表达出来。分析研究生个性缺乏的原因发现，从培养方式、教学方法、科研过程和临床能力，研究生能独立操作、思考、处理问题并得出相应结论的机会不多。

研究生个性化培养方式在医学学术型研究生培养过程中没有很好地体现出来，阻碍了研究生科研个体化的发展，创造力的不足使得研究生难以完成从医学生到医学研究者的角色转换。

三、提升研究生科研能力的思考

近年来，我国教育水平不断提高，高端人才层出不穷。为了适应新时代研究生教育的改革和发展，作为事关人民生命健康重要领域的医学研究生，不仅对专业知识的要求十分严格，创新能力和科研能力的提升同样重要。

研究生科研能力体现在科学实践中发现新问题、针对发现的问题提出新见解并拟定解决方案的创造性活动等方面。科研能力具体包括发现问题、分析问题、处理问题，科研思维的建立、实验方法的把握，科研论文撰写、科研项目申报书的撰写等方面的能力。

1. 提升研究生科研能力的必要性

研究生教育最主要的任务就是培养研究生的科研能力、科研逻辑和科研素养。科学研究是一项探索客观真理的活动过程，在研究过程中不仅需要严密的科学方法，还需要有正确的科研价值观和科研素养。然而，眼下我国大部分研究生在自主创新能力、发现问题与解决问题能力、语言表达能力等方面存在诸多不足，对文献及学术交流的理解不深；归纳总结能力还不强；科研论文的撰写能力不够理想。此外，个别研究生还存在学术道德缺失现象，如剽窃抄袭、随意篡改实验数据、一稿多投等。所有这些问题的根源来自学生基本科研能力的缺乏，所以提高研究生特别是学术型研究生的科研能力已经成为提高研究生教育质量的一种必然要求[7]。

2. 对研究生科研能力培养的对策建议

研究生作为科研活动的主体，年龄多介于 22~30 岁，处于创造力发展的黄金时期。因此，要树立正确的价值观，正确评估自己的兴趣，切勿为了读研而读研，把读研当成是逃避现实竞争的保护伞。因此，针对目前科研能力培养的现状，提出以下建议。

（1）端正心态、正确认识科研的目的

培养科研能力是研究生学术生涯的基本目标。对于已经进入学术系统的研究生来说，不论读研的目的是什么，都应端正学习态度，明确研究生阶段的责任与目标，克服懒散心、功利心，提高学习的主动性，主动学习基础知识，扎实专业理论基础，主动联络导师，常与导师探讨学术问题，从而提高科研能力。同时，要引导研究生养成优秀的科研道德素养，能够使得研究生在今后的科研工作过程中自觉做到遵守学术道德，端正自己的态度，杜绝学术不端行为，真正提升自身的科研水平和科研素养。

培养良好的学术道德，首先应当加强研究生学术道德教育，在日常的科研工作中，加强思想道德修养方面的养成，阶段性地进行交流，使其深刻认识到学术造假的危害及尊重科学的重要性。尽早确立三年的奋斗目标，计划好每一阶段的任务，并且有良好的、积极的科研心态、摒弃急功近利的想法，即使失败也不能气馁，做出真正属于自己的成果。

（2）积极沟通信息，及时解决问题

由于诸多原因所导致的师生之间沟通交流过少，一直成为阻碍研究生进步的一大问题，学生出于不敢问，怕错问，有怕批评的心理，导致主动交流性差；导师因工作繁忙，回答不及时，内容不具体，或劳累导致不细心，对于研究生来说可能存在各种负面的影响。因此，定期召开小组会议，足够的交流时间，通过各种通讯方式积极主动地沟通，可以增加科研小组及师生之间关于问题方案进展情况的了解和问题反馈。作为新时代的研究生，应摒弃不成熟的心态和行为，学会积极主动的沟通交流，不因怕批评而不敢提问，更要学会主动思考问题，形成解决思路后及时汇报给导师共同商讨并形成合理的解决方案；而作为一名合格的导师，在学生提出问题的时候，应做到及时、具体的反馈和指导，引领学生进步的同时也能使自己成为一个合格的领路人。科研小组内的交流沟通十分重要，不仅小组成员之间需要多交流、多合作，也要和不同的团队成员之间多多交流、吸取经验。做到取个人精华而凝聚出更多成果，增进彼此了解，促进共同进步。成员之间相互沟通、相互协作、相互尊重，在工作方面相互配合，既有利于增进科研团队的建设，也有利于赋予个人责任感、使命感，在完成任务的同时增进对科研的认识。

（3）积极参加学术活动，开阔眼界

近年来，随着国家对科研工作的支持力度加大，我国科技发展的节奏在稳步上升，呈现出科研水平的提高和各种新型科研成果的不断涌现，但在研究生科研能力的培养上面依然存在着问题。研究生教材内容还不能及时地、全面地反映最新前沿的学术成果，或者说内容不全面不深入等问题依旧影响着高素质的人才培养。因此，研究生的科研能力培养不能仅局限于书本知识，应增加研究生在读期间参加各类学术讲座、会议以及外出交流学习的机会。学术型研究生除了完成实验室任务，更应加强专业前沿知识的学习当中，不能只会"做实验"，要通过各种机会全方位地提升自己。更多的学术交流不仅可以缓解做实验带来的疲惫和压力，也有可能为自己当前困惑的问题突现灵感，使得困扰迎刃而解。同时，积极地参与学术交流，接触科研前沿，有利于科研思维的培养、知识面的拓展、学习探究能力的提高以及科研兴趣的培养。而且，在这样系列活动过程中结交的志同道合的同行，也可以在今后的工作中互相探讨问题和提供思路。

（4）建设科研小组，重视团队协作

随着团队建设的愈发成熟，工作分化也越加精细，一个项目从启动到完成，越来越需要多个方面的密切配合。同样，科研工作也不再是一个人的工作，课题组内分工逐步细化，项目内部各小组分工细化即各小组有各自的独立任务，小组之间需要相互配合。因此，项目下科研小组建设显得尤为重要。具体到研究生教育方面，协作培养势在必行！这也理所当然地成为当前提升研究生科研能力，提高研究生培养质量，创新研究生培养模式的重要举措之一。

具体而言，研究生协作培养是指研究生培养主体之间（甚至学生之间）通过共同的培养目标，各主体之间的相互配合、相互交流、相互学习，围绕课程、学术交流、科研项目等学习形式进行协作培养。可以通过由高年级学生带领低年级学生的模式，由高年级学生带领熟悉研究生的工作环境及基础技能，有利于低年级学生快速融入团队，当然也可以锻炼高年级学生的责任感和使命感。同时，科研小组的建设，有利于给予新入学研究生建立师兄弟情谊和支持。面对新的学习环境和方式，新生或多或少会有压力和烦恼。而师兄弟间互助，虽然在专业性上无法比拟专业心理辅导，但是由于年龄相近，共同生活和工作的接触，无代沟的交流等有着更多优势。一个优秀的科研小组，必然有着积极地科研气氛，融洽的组内成员关系，以德立人的导师引导，以及共同的科研理想和目标[8]。

3. 小结与展望

研究生科研思维和能力的培养是一个循序渐进的过程，但首先要树立良好的心态及正确的科研导向，在导师的引导下，研究生要充分发挥主观能动性、团队协作性以及自身积极性，沿着科学最新前沿，走出自己的方向和道路。养成不怕艰难、不畏艰苦的精神，从实际出发去发现问题、分析问题、解决问题，锻炼成为适应社会需求的新时代具有较高科研水平的医学人才。

要达到上述目标，不仅需要个人及科研团队的协作努力，与学科建设及研究生科研能力培养的政策也息息相关，通过改进科研能力培养政策促进整体水平的提升，扩大自身的影响力，获得更多的资源，引起更大的关注。最终反作用于学科建设，向着"双一流"建设发展，提高人才培养质量，打造一流的研究生教育，达到提升高校学科建设和整体办学水平的目标。

科研能力的培养也并不只单一聚焦于某一方向或某一层次，为适应社会发展进入新时代的新环境、新要求，科研能力的培养也应改变策略，要以全方位、多层次的发展观推动研究生科研能力的全面发展。

[本部分为山西省研究生教育改革研究课题强化学科建设中的全方位多层次协作，提高研究生科研能力的培养模式探讨——以中西医结合基础为例（项目编号：2019JG195）的阶段性研究成果]

（宋丽娟）

参考文献

[1] 刘国瑜.基础科学研究、研究生教育与世界一流学科建设 [J].学位与研究生教育，2019（7）：53-58.

[2] 王祎玲，柴敏，赫娟.双一流学科建设背景下研究生教育国际化水平提升对策探析 [J].创新创业理论研究与实践，2020，3（12）：7-8.

[3] 程楠，耿昊，韩咏竹.中西医结合临床专业研究生科研协作能力的培养 [J].安徽中医药大学学报，2018，37（3）：87-89.

[4] 江芳，张红雨，施维.提升学术型研究生科研素养的探索与实践 [J].大学教育，2018（12）：176-178.

[5] 田梗，姜文国，杨春华，米佳，李雅娜.医学学术型硕士研究生科研驱动式培养模式的研究 [J].教育教学论坛，2019（13）：196-200.

[6] 樊金萍，龚束芳，王金刚，车代弟.我国硕士研究生科研能力培养过程中存在的问题与建议 [J].辽宁行政学院学报，2011，13（11）：152+155.

[7] 张樑君，潘琼，柴进，李彦，李媛.研究生科研素养的培养研究 [J].检验医学与临床，2020，17（15）：2262-2263.

[8] 张馨，王俊普，周伟弘，王姗，向瑶，孙淑媛，彭颖，李清姣，曾建.研究生视阈下基础医学科研适应和团队建设浅探 [J].教育教学坛，2020（34）：212-214.

第三节　全方位、多层次协作对科研能力提升的重要意义

一、研究生科研能力提升的重要性

科学研究作为重要的媒介将学科建设与研究生的教育有机连接起来。一方面，学科建设可以通过科学研究促进研究生的教育水平；另一方面，研究生教育水平的提高又通过科学研究促进学科建设的进一步优化。目前，单一型的学科建设已经不能满足科学研究的开展和研究生科研能力的培养要求，多学科、多层次、全方位协作是促进科学研究发展的黄金道路，成为当下高等中医药院校学科建设和研究生培养的主题。

科研能力的提升既是学科建设的重要考核指标，也是研究生教育的重要考核目标，也是衡量研究生培养质量的重要考核指标之一。

科研能力是科学研究中综合素质的集中体现，包括规范的科研方法和科研思维、发现问题与提出问题能力、分析问题与解决问题能力以及竞争与合作的能力等诸多方面。在这方面，多位学者都有较多的、深刻的论述，2000年Mullen在其研究中认为增加不同领域、不同高校研究生之间的科学合作或与其他相关研究专家交流思想，运用不同的研究方法来解决问题，这些都有助于提升研究生的科研能力[2]。2006年Manathunga和Mellicle指出，研究生参与跨专业的科研合作，能使研究生站在更宽广的领域上进行学术学习，做到优势互补，提升自身的科研能力[3]。Chinman等于2005年、Frontera于2006年提出在研究生的培养过程中，应该分配给研究生更多的资源并给予更多的帮助，鼓励研究生进行科研活动，这有助于培养其科研动力，进而提高科研能力[4]。我国学者程亚云于2017年提出，协作培养是指协同主体通过协调双方理念，以国家重大需求、科研项目为平台，各组成机构优势互补，开展联合攻关、解决关键问题、进行技术创新，力求在科学研究和技术创新方

面能够取得突破性进展的组织模式[5]。通过协作培养能提升研究生科研能力，提高研究生培养质量。

二、研究生科研能力的要素构成

随着时代的进步和医学水平的提高，要求医生成为医教研全面发展的复合型人才，而医学研究生是科学研究工作中的主体力量，也是国家科研创新体系队伍重要的后备力量。然而，由于绝大部分医学生在研究生阶段才开始真正接触科研，处于科研能力与创新能力培养的重要和关键时期，研究生科研能力提升的培养关乎国家科技研发与科技创新的未来，是否能交出高质量、高影响力的科研成果，关键在于研究生科研素养的培养。科研能力是科学研究综合素质的集中体现，也是衡量研究生科研水平的重要因素。如图 5-1 所示，它包含多种具体科研方法以及思维方法。

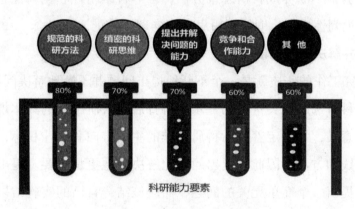

图 5-1　科研能力包含的要素

1. 规范的科研方法

研究生科研能力中的一个重要因素就是要掌握规范的科研方法。之所以重要，是因为规范的科研方法有助于科学研究的顺利开展，并确保研究结果的准确性。

医学科学研究的基本方法有观察法、实验法和调查法三种，其中观察法和实验法是基本方法，调查法是对观察法和实验法的补充。实验法是医学研究生最常用的方法。研究生阶段的科学实验不同于本科阶段的验证性实验，一般应为创新性实验，实验的技术方法以创新的实验方法为主。因此，养成规范的科研方法是跨越本科教育，实现科研创新能力的关键一步[6]。

要养成规范的科研方法，不仅要求研究生要有较高的理论水平和较强的逻辑思维能力，还要求要有一定的综合知识水平、文化修养、组织能力、实验信息捕捉和接受能力，也要对实验方法、实验手段包括具体操作方法以及仪器设备、工具、试剂、药品等的熟练掌握。

2. 缜密的科研思维

科研思维是指在进行科学探索、科学实践、科学研究中不断丰富和发展起来的一般思维方法，是维系科学理论与科学实践之间的纽扣，是主动发现问题、解决问题的思维模式，同时也是一种内化于心、外化于行的表现。

科研思维包括逻辑性思维、创新性思维、批判性思维等。科学的思维方法有助于科学研究的顺利开展，能够让实验结果更加准确而具有真实性。研究生要在实验中不断养成科研思维方法，培养科学精神和创新性思维，倡导质疑精神和批判性思维，锻炼逻辑思考和推理性思维。

3. 提出并解决问题的能力

科学研究工作的实质就是一个不断地提出问题并不断地解决问题的过程。提出问题是科研选题至关重要的一步，对日后的科研工作的具体规划有着战略性的指导意义，它决定着日后科研工作的主攻方向和奋斗目标，规定着解决问题的路线和方法。因此，提出问题比解决问题更加重要。提出问题也并不是随意地提出一个简单无关的问题，而应该结合自己的实验结果和前人的研究成果提出更具有价值和创造性的问题。这要求当代研究生不仅要对自己所学专业领域有扎实的理论基础和更多的知识储备，还要求具备一定的科学素养、丰富的想象能力和极大的科研兴趣。

4. 竞争和合作能力

竞争是科研发展的前提条件，而合作是科研发展的关键因素。在科研工作中，培养竞争与合作的能力有利于科研资源的共享、有利于科研思维的培养、有利于工作效率的提高。

科研合作有助于知识互补，充分发挥科研主体的潜能。在科学研究中，不同专业、不同水平的科研工作者的分工合作，能够在知识上取长补短，思路上相互启发，方法上相互借鉴，不仅能使各个专业一流人才个体组合形成具备复合型的人才群体，而且能够达到最大的综合效应。这大大有利于攻克科学难关，加速科学研究的进程。科研合作研究还能够调动科研人员的积极性，在共同的研究中互相学习、相互进步，产生强大的活力。科研合作研究还有利于缩短研究周期，提高科研工作的效率。

科研竞争能够激发科研工作者的创造性，更好地调动科研工作者的积极性和主动精神，提高科研工作的效率。加强科研团队内部的团结，增强科研人员的责任感和集体荣誉感。

科研合作与竞争是现代科学研究取得成功的一个重要条件。要养成以合作为基础、竞争为动力的科研能力，树立良好的合作与竞争关系。

科研能力的提升，要求在全方位、多层次协作中进一步推动和加强。跨领域、跨机构、跨国际的科研协作无疑能够增加研究生彼此之间的相互交流，增加合作与竞争，在竞争中发现问题，在合作中解决问题，进而形成缜密的科研思维方式、规范的科学研究方法，提升科研能力。

三、全方位、多层次协作培养科研能力

术业有专攻，不同的科研平台有不同的优势和特色研究领域，即使同一科研团队中不同成员的优势和特长也大不相同，而科学研究又是一个集思广益、优势互补、多方协作的过程[7]。因此，全方位、多层次、高效率的协作不仅有利于科研能力的提升、人才资源的优化配置，而且更能提高研究生培养的质量、减少研发成本。具体到研究生教育方面，协作培养势在必行！它是当前提升研究生科研能力，提高研究生培养质量，创新研究生培养模式的重要举措之一。

1. 提高科研效率，增强创新能力

全方位、多层次协作能够增加不同单位主体间的交流合作，优势互补，各单位间可以发挥各自专业的优势，少走弯路，真正提高实验效率。如医学专业与药学专业的协作，就可以很好地把握住医药之间的密切关系，让科学研究思维更加缜密；医学与分子生物学的协作，让科学研究方法更加系统准

确。多学科之间的相互协作不仅可以提高研究生的科技创新能力，还能激发他们参与科研的主动性和积极性。这样就可以提高研究生的科研思维能力、提出并解决问题的能力、文献检索学习的能力，形成竞争和协作的精神，掌握规范的科研方法，可以大大节省时间成本，提高实验的准确性和规范性，从而达到提高科研效率的目的。

2. 及时捕获前沿信息，掌握最新研究动态

全方位、多层次协作鼓励积极参加学术会议，加强不同地区、不同级别的交流与合作。实时掌握国际最新动向，拓宽研究生的学术视野，即时更新医学信息，了解本学科方向最新学术动态，掌握前沿科技和最新研究进展。通过国际联合培养、访学以及留学等方式，充分利用国外一流大学的学术资源，积极参与研究热点及难点的学习，掌握最新的研究技术和方法，转变研究生思维方式，提升国际科研竞争力，不断增强科研意识与创新意识。

3. 加强协作，寻求高水平研究型大学的科研支持

科研平台是科学研究、学术交流与合作、人才培养的重要基地。据统计，2007年，63%的国家重点实验室，36%的国家工程研究中心，27%的国家工程技术研究中心都依托高校建设。但是，这些高级别的学术研究平台基本被研究型大学囊括，地方高校由于办学资源和经费等方面的问题，拥有高水平科研平台的数量和质量均不及研究型大学。同时，地方高校学科平台级别低，无法满足科研需求，研究方向比较分散，无法体现学科特色和优势，也无法做到团队之间的优势互补。这样，很多学科前沿的学术研究无法开展或进展比较困难，在一定程度上阻碍了特色优势学科的形成与发展，不利于学科发展与整体水平的提高。由于高水平、高级别科研学术平台的欠缺，无法满足高层次人才开展科学研究，导致高层次人才引进的困难，形成学科发展的恶性循环。这就要求地方高校要积极寻求与研究型大学多层次合作，支持地方高校提升科研水平。

4. 临床医学与基础医学结合，促进产学研协同发展

基础学科是研究社会发展基本规律、提供人类生存与发展基本知识的学科，应用型学科是由基础学科衍生出来的、解决社会和生活中实际问题的实践性强的学科[8]。应用型学科是社会需求量较大的学科，而应用型学科的发展有赖于基础学科的支撑，基础性学科的良好发展是应用型学科持久发展的有力保障。无疑基础医学属于基础学科，临床医学则属于应用学科。因此，加强临床医学与基础医学的协作关系，就是要加强高校与附属医院的联合培养，要培养出临床与科研兼具的高水平研究生，从而达到基础与临床的密切结合，让科研服务于临床，服务于社会。

四、如何开展全方位、多层次协作

当前，跨领域、跨机构、跨国界科研协作的动力不足、辐射范围局限且数量较少。科研质量不高，科研成果的应用和开发研究对经济建设及社会发展的实质性贡献能力还明显不足。因此，高校应高度重视科研的协作发展和协作型科研人才的培养。

1. 双段式、双导师、双合作培养模式

研究生培养年限一般是三年制，培养研究生科研协作能力的过程有"双段式""双导师""双合作"的培养形式。双段式即把整个培养阶段分为理论课程学习和科学实践两个阶段。研究生第一学年通常在学校完成相应的理论课程习，实验课题和论文阶段一般在第二学年和第三学年开展。双导师，就是为每位研究生配备第一导师和第二导师两位职能各不相同的导师，分权管理。课题设计、研究过程和论文撰写都至少要有两个不同专业方向导师进行实际指导，保证科研方案的可行性和研究生科研能力的培养。双合作包括跨专业协作和跨学位授权点协作。鼓励专业型研究生与学术型研究生共同合作开展课题研究，以达到基础研究和临床相结合的目的。定期举办 SCI 等高水平论文阅读报告会、课题研讨会等，从而使双方在互相学习中发现自身研究存在的缺点和局限，并且发现更多创新点。同时，鼓励博士、硕士等不同学位学生之间进行合作，不同专业学生之间合作，优势互补，达到多方面培养。要做好全方位、多层次的协作，高校本身首先要做好顶层设计，统筹把握，为各单位之间的协作搭好框架，制定好最简化的办事流程、最方便的协作制度、最充足的经费，不断加强人才队伍建设与团队建设，不断加强科研平台

建设，为全方位、多层次协作保驾护航。

2. 重视与其他学院及国内外高校的交流与合作

协同培养对研究生科研能力的提升起着至关重要的作用，研究生协同培养中院际协同培养、校际协同培养和国际协同培养对科研能力都具有明显的积极作用。在研究生联合培养体系中，院际培养能够最简便、最经济、最有效地提升研究生的科研能力，其次是校际协同培养和国际协同培养。因此，各高校应构建多元化协同的人才培养体系，以协同培养为手段，加强院际协同、校际协同和国际协同培养体系的建设，加强研究生培养全过程的管理，提高研究生科研能力，从而提高培养质量。

（1）院际协同培养

院际协同培养主要指学校内部不同学院之间的跨学科交叉培养，跨学科交叉培养是院际协同培养的一个重点。院际协同培养打破了单一学科的制约，通过人才跨学科的交流，来提升人才的培养质量。跨专业合作人才培养，往往涉及多个院系，不同专业的导师。能够调动跨专业研究生的积极性，培养发现问题和主动思考的能力，充分发挥原专业和现专业的优势，提高其创新能力。

第一，高等中医药院校应设立专门的委员会负责该事务的协调和管理，减少各学院之间进行交流合作的复杂手续以提高办事效率，让院际协作首先变得简便易行；同时也能够加强对研究生协同培养的监管，保证协同培养的质量。第二，学校在保证专业课程达标的情况下，应鼓励研究生跨学科跨专业进行选课学习，研究生可以选择自己喜欢的课程或与所学专业交叉的课程，并积极参与到相近学科、交叉学科或不同学科的课堂讨论与学习中，激发研究生的创新能力，调动学生的积极性。第三，应组建跨学科的科研平台，鼓励不同学科的研究生参与到相同或相关的科研项目中共同进行科学研究，优势互补，提升科研能力和实践能力。第四，学院之间应积极开展学术交流、学术讲座等不同形式的交流活动，不同专业学院之间互相交流，相互学习，能够快速增加研究生基础知识储备，培养复合型科研人才。

（2）校际协同培养

校际协同培养是指不同高校之间联合培养的一种跨校培养模式。各高校之间由于学校层次、专业性质和培养目标定位不同，对于研究生的培养方式也大有不同。校校协同培养能够优势互补，为研究生的培养提供更多更好的资源，减小不同层次学校研究生科研能力、培养水平的差距，有利于提高研究生科研能力、整体科研水平，提高培养质量。校校联合培养主要以学校之间的科研项目合作为载体，通过协同培养的方式，提高研究生的科研能力。通过举办学校之间的学术交流会、研讨会，共同承担各类科研项目，增加校校联合的机会，实现双方资源互补和共享。经过对科研项目的共同学习和实践，培养研究生发现问题和提出问题、分析问题和解决问题、合作与竞争等方面的能力[9]。校校联合培养也是当今较为广泛的协同培养模式，不仅可以提高研究生的科研水平，也有益于双方高校进一步合作和促进合作双方的深层次发展。

（3）国际协同培养

研究生国际协同培养是跨国际学校联合培养的一种高水平协同培养方式。主要包含访学、留学、短期学术交流等形式。目前，总体上来说，我国研究生特别是地方院校和中西部院校的研究生，在国际上进行学术交流的机会相对较少。国内少数重点高校的国际交流，也往往是访学、学术交流等形式，缺乏基于双方导师之间科研项目合作基础上的对研究生科研能力培养的深度交流。因此，在国际交流中，应注重联合培养体系的建立，即着眼于研究生科研能力的提升，要以跨国际科研项目为载体，搭建国际学术交流平台，定期召开学术研讨会或利用互联网开设联合课程，促进研究生在国内外两个导师的实验室中进行科研训练，开展项目联合研究，保证联合培养的质量。双方都应该为对方研究生提供交流平台，分享最新研究成果，讨论新的合作方向，在互动交流中了解相关领域国际前沿学术动态，实现知识共享，并不断拓展研究思路。在选派研究生出国进行联合培养的过程中，也有利于研究生熟悉国际环境，了解国际惯例，融入国际项目团队，提升国际交往能力，保证与国际科研真正接轨。

通过国际协同培养，研究生不仅可掌握本专业本领域的最新学术研究进展，也可了解国际尖端技术和前沿水平、拓展见识和视野、激发科研创新精神和合作精神，提高科研水平。

3. 高校与社会协同合作

研究生培养的目标一定要适应社会经济发展的需要。要提高研究生科研能力，适应社会发展，不仅要加强教育体制内的协同培养，也要加强高校与政府、医院、行业以及各协会之间的协作，联合培养好科研能力强、技术水平高、多元化发展的研究生。

（1）处理好与政府的关系

高等中医药院校要处理好与政府的关系，而且高校应该主动从源头上理顺与政府之间的关系。按照高校的章程相关规定，政府应履行好举办者的责任，而高校作为独立的法人应积极争取政府的支持，独立自主地履行好培养社会主义可靠接班人和合格建设者的根本任务。在实际运行中，应加强政府与高校之间的合作，即政府给予高校便利的条件，高校反馈政府以社会服务；政府有办医办学的社会职责，高校应发挥好学术专业优势；高校应根据自身发展实际，降低生师比，以增加教师科研时间与精力的投入，培养出高质量的研究生；政府应持续增加科研经费投入，并兼顾不同区域、层次、类型高校的发展需要，优化科研经费资源的配置结构，制定相应的科研激励政策。

（2）加强与医院的协作

大学尤其是高水平大学在医、教、研方面拥有明显的优势资源，在提升医疗质量方面扮演着重要的角色。高等中医药院校的附属医院，作为公立医院的重要组成部分，其履行社会职责，开展社会服务工作，支援和扶持基层医院是新时期我国新医改的重要目标任务之一[10]。高校与附属医院之间应继续加强研究生的联合培养，让研究生成为联系高校与医院的纽带，让科研服务临床，指导临床，让临床对科研提出要求、提出项目。要联合培养出基础研究与临床研究、科学研究与临床治疗相结合的"双师型"研究生。

要贯彻落实好国家"医教协同"的相关政策文件，满足医学专业人才培养对教学、科研、临床实践提出的更高要求。实施中医药院校的临床学院与附属医院的深度"院院合一"战略，实行统一的管理体制，充分发挥教学单位和临床单位两者结合的优势，使教学、医疗和科研编制的三类人员切实融合成一支队伍，临床医师成为学院教师、科研工作者，学院教师深入临床作医师、搞科研，科技工作中则既把研究成果反哺教学，又把成果及时运用到临床实践解决临床问题。这样，教学内容的方方面面都渗透了临床实践、科研成果，一则教学内容活了起来，二则达到了"早临床，多临床，反复临床"的目的。将教研室和临床科室以及科研实验室作为整体合作建立团队，进而可以在翻转课堂实施等的各环节直接加入临床的真实病例。

（3）落实好与企业的合作

校企合作是常见的协作培养模式。校企合作既是开放式办学最常用、最有效的一种模式，又是一种局部、短期和松散的合作关系。一方面，由于医学院校大学生就业方向的限制，医学院校与大型企业合作一直处于教育教学中相对薄弱的环节；另一方面，科研能力又是部分企业紧缺的短板。高等中医药院校凭借着专业优势，应加强与企业的合作，特别是拥有中药学专业的高校，在制药企业设立研究生工作站。

研究生工作站是企业在高等中医药院校研究生导师的指导下申请设立、资助建设并引进研究生团队进行技术研发和人才培养的机构。以企业研究生工作站为实践基地培养中医药学专业学位研究生，可加强专业学位研究生的实践导向性。校企双方应加大对研究生工作站的重视程度，充分认识到工作站的特殊存在意义。高等中医药院校也应通过"校企合作"服务社会等方式多方面筹集科研经费，并进一步优化科研经费管理。

（4）加强与学会、协会的合作

行业学会、协会是社会中介组织和非营利的自治性民间组织。在市场经济环境下，行业学会、协会是行业内部管理的主角，是联系企业和政府的纽带，发挥着自律、服务、协调和监督的作用。高等中医药院校是协同创新中心建设和发展的主体。行业学会、协会参与高等中医药院校应用型人才培养是新时期社会经济发展对行业学会、协会提出的新要求，也是其自身发展的必然要求。行业学会、协会和高等中医药院校之间要本着基于各自的利益和优势，建立平等互利的合作关系，共同对应用型人才培养质量负责，并进行有效的监督和管理，成为应用型人才培养模式中的一个重要的子系统。行业学会、协会应及时向高等中医药院校反馈本地区、本行业的人才需求，高等中医药院校则应及时回应行业的需求，集中精力按照行业需求培养高素质人才。同时学会、协会要利用自身资源，为研究生培养提供更多的便利服务。高等中医药院校的技术支撑和行业协会的深度参与，共同推动产学研融合发展。

4. 促进导学协同关系的发展

导师在研究生科研能力培养中起着至关重要的作用。导学关系是在学术逻辑基础上建立起来的一种教育关系、合作关系、经济关系和情感关系[11]。对于学生而言，导师扮演着两种不同的身份。一是学术指导教师，主要在研究生学习、科研、实验指导中起着指导的作用。二是生活上的导师[12]，除了学术指导之外，导师还时刻关心着学生的生活、工作、情感、健康等各个方面，充当着学生的监护人和辅导员的身份。另外，导师认真负责的治学态度，对学生耐心的指导也会潜移默化地影响学生的人格修养等。显然这些方面对提升学生科研能力都发挥着重要作用。

学术导师又可根据导师的特点分为不同的类型。"支持型"风格的导师大多会鼓励学生表达自己对科研任务的想法，考虑学生的能力和感受，并提供必要的科研资源给予帮助。"控制型"风格的导师会对研究生的学习进度进行监督，并定期检查学生的科研任务。这两种指导风格各有利弊，但都能够在一定程度上提高研究生的科研能力。另外，还有极少部分导师属于"散养型"风格，对学生平时关注不多或几乎不与过问，这显然不利于研究生科研能力的培养。

要推进导学关系协同发展，建立良好的导学关系，才有利于研究生科研能力的提升，才能培养出优秀的和杰出的研究生。实现科学化和人文化的管理模式，兼顾专业化和个性化的培养机制，建立自由平等和尊重信任的培养体系，在学科内部构建导学关系协同发展的微环境，也有助于提高研究生科研能力。

五、小结

总之，如图 5-2 所示，研究生科研能力的提升依赖着全方位、多层次不同主体之间的相互协作。缜密的科研思维、规范的科研方法、提出问题和解决问题的能力以及不同主体之间相互竞争和合作的能力是科研能力的具体表现，只有加强全方位、多层次的协作，才能进一步深化教育改革，提高创新能力，培养杰出人才。

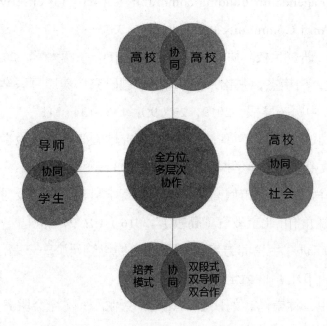

图 5-2 研究生科研能力的提升依赖着全方位、多层次不同主体之间的相互协作

[本部分为山西省研究生教育改革研究课题强化学科建设中的全方位多层次协作，提高研究生科研能力的培养模式探讨——以中西医结合基础为例（项目编号：2019JG195）的阶段性研究成果]

（宋丽娟）

参考文献

[1] 曾冬梅，潘炳如.研究生协同培养对科研能力的影响 [J].中国高校科技，2019（03）：45-48.

[2] Carol A. Mullen. Linking Research and Teaching: A study of graduate

student engagement[J]. Teaching in Higher Education, 2000, 5(1).

[3] Catherine M, Paul L, George M. Imagining an interdisciplinary doctoral pedagogy[J]. Teaching in Higher Education, 2006, 11(3).

[4] Chinman M, Hannah G, Wandersman A, et al. Developing a community science research agenda for building community capacity for effective preventive interventions. Am J Community Psychol. 2005, 35(3-4): 143-57.

[5] 程亚云. 研究生校际协同培养模式研究 [D]. 东南大学，2017.

[6] 白俊敏，白艳杰，张铭，等. 基于课题研究培养康复医学研究生科研能力的探索 [J]. 中医药导报，2019，25（9）：133-134+141.

[7] 蔡标，武松，周娟，等. 一种基于研究性教学理念的教学考核评价体系试验 [J]. 安徽中医药大学学报，2018，37（03）：85-87.

[8] 宋微，肖念. 北京市属高校研究生教育学科建设现状及对策研究——基于学科评价视角 [J]. 北京教育（高教），2016（1）：27 30.

[9] 潘炳如. 研究生培养方案对科研能力的影响研究——基于全国20所高校的实证分析 [D]. 广西大学，2019.

[10] 何思中，林崇健，刘秋生，等. 高校附属医院社会服务模式的实践研究 [J]. 现代医院管理，2015，13（5）：45-48.

[11] 吴玥乐，韩霞. 高校导学关系的协同共建——基于导师深度访谈的质性研究 [J]. 教育科学，2020，36（3）：64-69.

[12] 付建伟. 提升高校学术型硕士研究生科研能力的几点体会 [J]. 教育教学论坛，2019（26）：196-197.

第四节　强化学科建设中的协作，提升研究生的科研能力

——以中西医结合基础学科为例

按照"12310"战略发展思路，学校坚持以学科建设为龙头，以立德树人

为根本，全面推进学科学位与研究生教育工作，坚定内涵发展、特色发展和创新发展，全面提升办学实力，在实现"健康山西"和建设"区域性、有特色、高水平教学研究型中医药大学"的征程上取得了包括研究生科研能力快速提升等一系列标志性的成果，中西医结合基础学科获得了较快的发展。

一、中西医结合基础学科历史与现状

1. 我校中西医结合学科建设与研究生教育的发展简况

山西中医药大学作为山西唯一一所中医药高等院校，2017 年更名大学以来，以"12310"战略发展思路为统领，确立了"建设区域性、有特色、高水平教学研究型中医药大学"的办学定位。中西医结合学科具有厚积薄发的可持续发展能力，在省内的学科地位和作用不可替代，肩负着为山西乃至全国培养高层次中西医结合人才的重任。

山西中医药大学的中西医结合学科建设工作始于 20 世纪 60 年代，1978 年开展本科生教育，2011 年获中西医结合一级学科硕士学位授权点，2012 年开始招收学术型硕士研究生，2017 年被省人民政府学位委员会、省教育厅确立为博士学位授权立项建设点，在建设期内按照省重点学科对待。中西医结合基础学科和中西医结合临床学科 2012 年被评为国家中医药管理局"十二五"中医药重点学科，其中中西医结合基础学科 2019 年以优秀通过国家中医药管理局验收。中西医结合基础学科还是省卫健委重点学科和省教育厅重点建设学科。

积极推进学科建设以来，中西医结合基础学科主动适应中医药振兴发展新形势，不断摸索各种层面、各种主体间的协同合作，坚定学科内涵建设、特色建设和创新建设，全面提升学科实力，为实现"健康山西"和助力我校挺进博士授权单位方阵及推进"双一流"建设做出应有的贡献。

2. 中西医结合基础学科建设与研究生教育现状

中西医结合医学是具有中国特色的医学科学，是我国医疗卫生事业的重要组成部分，是提高临床疗效、保障人民群众生活质量和健康水平的重要法宝 [1]。中西医结合基础是中西医结合学科下设的二级学科，是在中医药学独特的理论体系指导下，将传统中医药学理论与现代医药学理论相结合，采用现代医药学基础理论以及实验技术和方法，对中医学的基础理论、中药及复方的药理和毒理、传统中药药性理论、方剂配伍机制、中药药效作用物质基础等进行深入研究的学科。中西医结合基础学科研究工作的开展和成果的取得将极大地推动传统中医药学和现代中西医结合医学的发展，其最终研究成果为指导中西医结合临床实践服务提供巨大的支持[2]。

我校中西医结合基础专业研究生生源主要来自中医院校。与一流的中医药大学相比，仍然存在着生源相对匮乏、实践动手能力不强等问题[4]。部分研究生缺乏基本的科研训练，存在诸如实验操作能力较弱、现代医学基础知识不足、语言文字功底较差等问题[2]。因此，"如何顺应时代要求对研究生进行科研能力训练，使其掌握常用的实验方法、熟练运用现代实验技术，具备开展科研工作的能力""如何指导研究生进行中、英文文献的阅读和科研论文的撰写和发表""如何切实提高研究生的培养质量"等问题，成为本专业研究生培养过程中亟待解决的关键问题[4]。

本文结合我校中西医结合基础学科建设及研究生培养的实践工作，探讨强化学科建设中的全方位、多层次协作，进而提高研究生科研能力的培养模式，以期为山西中医药大学申请博士点和博士学位授予权的立项、建设、验收过程以及"申博"成功后的研究生教育管理积累一定的经验。

二、中西医结合基础学科的实践

中西医结合基础学科作为新兴学科，它在学科建设中体现了巨大的发展潜力，学科间的交流对丰富其发展有着独特的意义，我们无法否认它的尚未成熟，我们更无法忽视中西医结合基础学科蕴藏着的巨大潜力。

1. 导师队伍的培养

根据学术队伍建设的需要，中西医结合基础学科注重引进专业对口、基础扎实、思路活跃、学术开放的高层次优秀人才，无论是临床医学的专业人才，还是具有丰富临床经验的专家，在研究生科研能力培养过程中都可发挥重要的作用。在实践过程中，不断优化中西医结合基础专业导师团队的知识、年龄和学历、学缘结构，使学科人才梯队的构成更加合理。

中西医结合基础学科团队的培养，还要选择理解国学文化且拥有中医辩证思维能力的人才。应该注重阴阳五行学说的思维方式，抓住中医的精髓，这样在整体观的指导下，才会培养出对中医的热爱。中医哲学的补课不应该只是哲学史的简单介绍和画重点，它背后的方法学和认识论，以及心理学知识、伦理学知识等都应深入学习。带着对中医的热诚和认同，我们在学习西医知识的时候，才能分清主次，抓住中西医结合的关键。宏观与微观的结合，中医辨证整体与西医生物分子理性理化思维的结合，方能创造出精通中西医的当代医学人才。

同时，鼓励和支持学科成员参加更高学历学习、进修及相关学术会议。

2. 研究生的培养

中西医结合基础研究生的培养，要尊重学科特点，与学科师资梯队的构建相结合，进一步重视研究生的科研动手能力训练，适当兼顾临床实践能力，真正做到为社会培养能中会西、具有扎实中西医结合基础理论的应用型中西医结合基础高级专门人才。同时，也要结合当前时代特点，迎击当下研究痛点，针对医学难题，以中西医结合基础的双向思维特点，从全新角度提出课题，进行科学研究，体现中西医结合基础学科建设和人才培养的目标。

在高层次的中西医结合学术会议上，针对一个研究主题，由多个相关学科协同，深入阐述，可以进一步推动学科研究生科研思维的拓展。我校还组织学科成员积极参加中西医结合方向的科研项目讨论，按照针对科研项目的讨论、到实验方案的可行性分析、再到撰写科研项目计划书等多个步骤中，研究生的学术能力得到培养和提高。

3. 机制的建立

要想进行高素质、高质量的师资队伍建设和高水平研究生的培养，机制的建立非常重要。

一是成立中西医结合基础学科的建设领导小组，对学科建设工作不但要进行严格的监督、检查和评估，针对建设工作中可能出现的问题，提前强调、跟踪排查，对在建设过程中出现的不足和偏颇要及时纠正，使得整个建设过程井然有序；更要提前谋划、顶层设计，将研究生科研能力培养效率达到最大化，让中西医结合基础学科建设成果掷地有声。为保障本学科建设工作顺利进行，我们多次组织阶段评估，其工作重点是考察学科建设工作规划的实施情况，及时总结经验教训，使得研究生在科研能力培养过程中更加充满活力。

二是中西医结合基础学科建设中的课程设置更加宽口径、对中医经典课程的考察方式更加灵活、对西医基础课程设立更加具体完整。结合临床思维能力和实践能力的培养，开发提问能力，培养创新精神，使之既符合中医特色，又体现现代医学特点。

三是导师的遴选符合中医与西医相结合的要求，使之适合在研究生培养过程中对各方面能力的需要。既有中西医结合基础思路的引导，更有能够提供熟悉基础设施、技术设备能力的支撑。

四是学术交流的重要意义。为更好培养研究生科研能力，本专业加强了学科建设中的协作。中西医本身就是两种学科相交叉的专业，更容易和多个学科加强合作，定期开展学术交流活动。为此，中西医结合基础学科多次开展专业学术研讨会，营造了百家争鸣的学术氛围，激发了研究生自主学习的热情。通过对学科间的交流，中西医结合基础专业正在日益丰富其羽翼，我们相信在我校坚持中西医结合基础学科建设的完善和实施中，终有一天，中医与西医看似无法交融，却千丝万缕的联系会被我们所发现，它能成长成遨游在学术界，能真正为人类健康提供动力与帮助的专业。因为在科学研究中，往往不同学科能站在旁观者的角度，为我们中西医结合基础专业保驾护航、添加助力，真正为研究生科研能力上注入了博采众方的学术精神。

五是要狠抓落实。中西医基础学科方向中每一个学科建设中的任务都落到实处，专人专任，安排专人负责学科建设中的专项任务，在实施过程中，遇到了问题时在第一时间进行沟通，高效解决，节省人力财力物力，让中西医结合基础专业研究生都得到了学科建设带来的帮助。

三、中西医结合基础学科改革的实现路径

为了进一步落实好上述思路与想法，我们设计了如下技术路线图（见图5-3）。

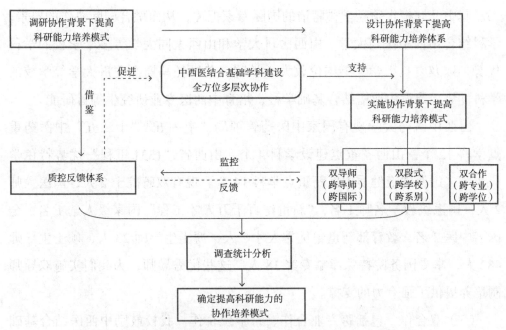

图 5-3　中西医结合基础学科建设全方位多层次协作技术路线图

四、中西医结合基础学科改革的实施步骤

1. 研究生的培养形式

研究生培养年限一般采取三年制。在培养研究生科研协作能力的过程中，我校中西医结合基础采用了"双段式""双导师""双合作"的培养形式。

（1）双段式。包括跨校协作及跨系协作。即把整个培养阶段分为课程学习（主要在山西中医药大学完成）和科学实践（主要在山西中医药大学、山西医科大学或山西大同大学完成）两个阶段。研究生第一学年通常在山西中医药大学完成课程学分，课题和论文阶段在山西中医药大学、山西医科大学或山西大同大学科研合作平台或实践基地开展。其中课程学习阶段，除理论课程外，主要包含在中药学院及基础医学院的具体实验操作，从而达到加强院际合作的目的。

（2）双导师。包括跨导师协作、跨国际协作。课题设计和科研过程及论文至少要有两个不同专业方向导师的实际指导。学生毕业前参加山西中医药大学组织的论文答辩，成绩合格后由山西中医药大学颁发毕业证书和学位证书。其中开题报告须经学科聘请的国际专家把关，从而融合国际协作的要素。学科结合山西中医药大学、山西医科大学和山西大同大学等多个学校的学科优势，以及复旦大学、英国伦敦大学学院、美国托马斯杰斐逊大学等学校的学科优势，建设中西医结合基础学科，培育中西医专业研究生等科研能力。

山西中医药大学现有国家中医药管理局"十一五""十二五"中医药重点学科 12 个，山西省重点建设学科 4 个，山西省"1331 工程"优势特色学科 1 个，山西省卫健委中医药重点学科 14 个。现有双聘院士 2 人，国医大师 2 人，国家级教学名师 1 名，"新世纪百千万人才工程"国家级人选 1 名，全国名中医 3 名，教育部新世纪优秀人才 2 人，博士生导师 23 人，硕士生导师 482 人，享受国务院特殊津贴专家 18 人。这些优秀导师，为我们实施双导师制培养提供了强有力的支撑。

（3）双合作。包括跨专业合作、跨学位合作。我校鼓励中西医结合基础学科的学术型研究生与中西医结合临床学科的专业型研究生合作开展课题研究，达到了基础研究和临床实践相结合。在培养过程中，学术型研究生的优势得到了发挥，即能潜下心来关注疾病背后的发病机制，学习分子层面的机理，在科研实验中能够独立发现问题，并且根据科研思路和方法制定验证问题的实验，从而解决问题，得出结论。实验操作能力强，撰稿成文功底扎实。而专业型研究生的侧重点在于临床能力、辨证论治，与患者有效沟通，观察症状，书写完整病历，治疗患者，开药处方，临床操作等能力。这两种不同类型的研究生又能取长补短，将两种能力兼而有之，作为医生能做到鱼与熊掌兼而有之。科研与临床就像鱼儿离不开水，必须相互呼应才能有生机与活力，真正为人类健康做贡献。

中医与西医的理论探讨也是一种跨专业协作。在理论层面，我们在学术交流时，既要有中医经典的思考与讨论，比如《黄帝内经》中木火土金水五行在科学研究中能有怎样的发展与阐释，中医看不到的物质，应该如何用现代科学进行证实，中医学的基础建立在运动变化的古代哲学中，给西医的发病机制又能提供哪些新的思考。又要有分子生物学，循证医学的研究，严谨理性的生物化学微观层面与中医又有怎样的异曲同工之妙。只有跨学科深度交流，中医与西医的结合才能有血有肉，才能变身成功，否则便是两个概念的无趣又简单的堆砌，这样只会故步自封。在实践层面，定期举办 SCI 文献阅读报告会，邀请所有研究生导师、在读中西医结合基础的研究生、中西医结合基础临床研究生参与。从而使双方在互相学习中发现自身研究存在的局限，并且发现新的创新点。同时，促进了不同学位（博士、硕士）学生间和不同专业学生间的合作。古人支：三人行必有我师焉，不仅创造了很多学术交流的机会，让学生之间互相激励，相互启发，而且在学科中营造了见贤思齐，不耻下问的学术氛围。

2. 学科建设中的协同合作

（1）引领国际合作潮流。积极采取"引进来，走出去"的战略。先后邀请瑞典卡罗林斯卡医学院、美国西弗吉尼亚大学医学院、英国伦敦大学学院等国外知名专家来学科讲学。为了学科的快速发展，近年来派出多名优秀的青年骨干教师、博士到澳大利亚阿德莱德大学、美国托马斯·杰弗逊大学医学院、美国西弗吉尼亚大学等学校学习先进的实验技术和科技理念，均已获得可喜的成果，归国后发表了系列的高水平论文、取得了多项专利，为学科发展注入了新的活力。此外，特聘了来自美国、英国等教授来校指导研究生的工作和学习。对于中西医结合基础医学方向研究生，在专业领域获得启发和指导，对接国际最新研究成果，抓住最新发展趋势，为研究生科研能力培养锦上添花。

（2）开展国内交流互动。学科与上海复旦大学华山医院神经病学研究所、山西医科大学生理学国家重点学科、河北中医学院重点实验室、山西大同大学脑科学研究所等均有良好合作和技术交流。同时，定期请专家学者到学校进行专题讲座，听取实验汇报和进行针对性等指导，先后邀请天津医科大学总医院重大科学研究计划（973）首席科学家、中国中医科学院等国内知名专家来学科讲学，定期召开了学科进展报告会，来自不同协同创新单位的专家共同研讨学科发展问题、自然基金申报问题、成果申报问题等。也以专家讲座的形式，报告学科进展、畅谈研究体会、引导学科研究方向。在请进来教授指导研究生学习的同时，也多次派遣教师、学生到复旦大学华山医院神经病学研究所、山西医科大学生理学科进行短期交流、学习，收获颇丰。

（3）参加国内外的会议。积极鼓励学科团队成员参加国内外学术会议，开阔学术视野。指导研究生及时地将阶段性的研究成果撰写论文，按时投递到本专业的学术会议，锻炼其思考与写作能力，为之后的科研打下坚实的基础，国际学术会议缩短了我们与先进科研大咖之间的距离，为每个研究生平等地提供着全新"美味而营养"的学术"盛宴"。近年来，学科的多位导师和研究生参加了世界神经病学大会、国际神经免疫学大会、国际免疫学大会、亚太神经病学大会、全国神经免疫学大会和中华中医药学会专题学术会议等学术活动，并在大会上报告研究成果或进行墙报交流，增强了学科的影响力，扩大了学科的知名度。

（4）推进校际联合培养。山西中医药大学已同山西医科大学、山西大同大学建立了长期的合作关系，山西中医药大学作为依托单位聘请山西医科大学、山西大同大学神经病学科优秀的副高级以上职称教师作为兼职硕士生导师，联合培养硕士研究生。这种联合培养研究生的教育模式使双方高校扬长避短，既能促进导师自身能力和学术水平的提高，也使联合培养的研究生更趋于应用型人才培养，顺应教育改革方向。每个高校都有自身独特的优势，山西中医药大学作为依托单位，以中医专业、中西医结合、中药学等专业为主，在教师的教学方面，注重对中医经典的学习与背诵，通过中医教学工作让研究生能够完善中医理论，夯实中医基础。山西医科大学作为西医综合性大学，基础医学和临床医学的学科导师资源以及科研实验经验丰富，实验设备先进完备，可以补充中医院校的不足。山西大同大学作为一所综合性大学有着更为多样的专业背景，其医学院既有临床医学专业又有中医学专业。校际间的联合培养无疑对于中西医结合基础医学专业研究生来说是一件幸事，使他们能够汲取更全面的知识，与校内其他学科或相关高校、科研院所等合作，通过共建、共管等方式，实现试验资源的优化组合。最后，在保证投入与建设的前提下，通过定任务、定项目、定指标、定期限，构建结构合理、设备先进的试验基地，为科学研究和研究生培养搭建良好的技术平台。在多个高校平台依托、教师合作的培养下，真正提高科研能力，成为全方位、懂创新的中西医结合基础人才。

（5）加强院际共享交流。积极加强校内不同研究室、不同导师间协作，共享实验方法技术及信息资源。在省教育厅的大力支持下，山西中医药大学按照《关于组织 2013 年度"2011 协同创新中心"评审认定工作的通知》，经过积极努力、辛勤工作，"黄芪资源产业化和产业国际化协同创新中心"顺利获批。为中西医结合基础学科与中药学院、基础医学院等的合作交流提供了良好的平台。另外，学术型研究生一个班级有着不同专业的研究生，有中医基础理论的研究生，方剂学专业的研究生，有中医临床基础专业的研究生，有文献学的研究生，而一个班级的相互交流就有着天然的合作平台，研究生背后有不同专业的导师，他们都可以指导研究生进行科研创新。

（6）鼓励学生交叉合作。中西医结合基础学科中有多个专业的导师，可以招收硕、博士等不同学位的研究生，学生们主要在学科下属的国家中医药管理局重点研究室中共同做实验，大大增强了彼此交流的可能，为不同专业方向的研究生、不同学位的研究生提供了互相学习、彼此合作的平台和机会。中西医结合基础专业研究生可以与中医学专业、临床医学专业、中药学专业等不同方向研究生可以做多维度、多梯度的研究和学术探讨，这无疑是很重要的。大会尤其鼓励研究生间共同进行一个课题的研究，侧重不同方面进而共同取得成果。2020 年毕业的中西医结合基础学科的三位同学师从不同的导师，有不同的专业背景，三年来精诚合作发表了包括 SCI 源期刊在内的高水平论文，同时通过申请 – 审核制考取了一流中医药大学的博士研究生，成为中西医结合基础学科开展交叉合作研究的成功案例。下一步，学科可以有路可循，照着优秀典例，继续培养高质量的中西医结合人才。

（7）融合临床实践。学科临床实践主要依托山西中医药大学附属中西医结合医院、附属医院和附属第三中医院脑病科。脑病科非常重视教学科研，主持"山西省中西医结合防治脑血管病技术平台""中国中医药研究促进会针灸推拿康复分会"与"山西省针灸学会脑病专业委员会"的工作，承担了研究生、进修生、本科生的临床带教工作，培养了大批从事中西医结合基础治疗脑病的技术骨干。从而使学科建设及研究生教育与临床紧密结合，彼此协作，携手共进。中西医结合的优势关键在于临床有效，能够真正对人类健康有用武之地。万不可建造空中楼阁，华而不实。

学术型研究最终的目的是回归于临床实践中去，接触临床工作让学术型研究生在创立课题的时候紧贴临床难题，关注患者需求，真正做出造福于人民的研究。从这个意义上来说，培养的研究生同时具有临床能力是最为关键的。

五、小结

总之，山西中医药大学中西医结合基础学科积极响应教育部号召，立足根本，先行先试，对研究生教育以强化培养阶段的全方位多层次协作为路径狠抓落实，取得了系列可喜的成果。在全球化趋势下，我们唯有不断开阔视野，方能在学科建设及人才培养的通途中不断创造辉煌，为中医药人才的培养做出应有的贡献。

[本部分为山西省研究生教育改革研究课题强化学科建设中的全方位多层次协作，提高研究生科研能力的培养模式探讨——以中西医结合基础为例（项目编号：2019JG195）的阶段性研究成果]

（宋丽娟）

参考文献

[1] 程楠，耿昊，韩咏竹 . 中西医结合临床专业研究生科研协作能力的培养 [J]. 安徽中医药大学学报，2018，37（3）：87−89.

[2] 夏雷，杜静，聂克 . 中西医结合基础专业研究生科研创新能力的培养 [J]. 基础医学教育，2017，19（10）：798−800.